仕事ができる人は、なぜ、10歳若く見えるのか？

見山 敏
Satoshi Miyama

SOGO HOREI PUBLISHING CO., LTD

はじめに

若く見えない人には共通点がある

□朝、なかなか起きられない。朝食を取る気にもならない。
□コンビニでよく100円コーヒーを買っている。
□ランチは5～10分で済ませることが多い。
□酔いを醒ますためドリンク剤に頼っている。
□最近お腹が出てきた（ように思う）。
□ため息がよく出る。そして愚痴が多い。

あなたはいくつ当てはまりましたか。もしかすると全部当てはまった人もいるかもしれません。二つだけという人もいるでしょう。いずれも一つのライフスタイルです。

しかし、ハッキリ申し上げます。**一つでも当てはまった人は、この先、右肩下がりの人生がやってくる可能性が高いです**。

「そんなこと言われなくてもわかっているよ。でもどうしようもないじゃないか」

というあなたに提案したいことがあります。それは……

「**木曜の夜こそ、メシを抜け！**」です。

木曜は、週の折り返しである水曜を過ぎ、一週間のなかで最も内臓の疲れが溜まる時期でもあります。その木曜に内臓を休めることによって身体の機能を復活させ、元気な身体になって、ついでに若返ってしまいましょう！　というのが私の提案です。

ストレスで入社1年目からうつ病に

私もかつてあなたと同じように会社に勤めていました。大学を卒業し、大手電機メーカーに就職。販売部門に配属され、忙しい毎日を送っていました。特に当時は扱っていた商品が飛ぶように売れていたということもあり、常に納期とクレーム対応に追われていました。真面目な性格が災いしてストレスが溜まり、あるときからすっかり身体の調子がおかしくなってしまったのです。

今から思えば、①完璧主義、②過剰な責任感、③NOと言えない心の弱さなど、他人の評判ばかりを気にする軟弱な精神が原因だったと思います。

もともとストレスが原因ですから、いろんな病院に行ってもよくなりません。薬を浴びるように飲みました。その副作用でしょうか、やがて会社に行く気力すらなくなり、不眠とうつ病に悩まされるようになりました。

そんな私が、「ある出会い」をきっかけに、人生をV字回復させることができました。世界的に有名な沖ヨガとの出会いです。

「空腹」が私の中にある蘇りのパワーを気づかせてくれた

沖ヨガ道場では、25日間の断食を行ないました。食事は水だけ。寒波の最中、道場に暖房はなく、過酷なトレーニング。正直死ぬのではないかと思いました。

しかし体験してみてわかったのは、火事場の馬鹿力といわれるように、「**危機的状況に置かれると、人は潜在能力が目覚め、思わぬ力を発揮する**」という事実です。

もともと虚弱児で生まれた私は、小さい頃から「自分は弱い」と思い込んでいました。ところが、断食をすることによって、その思い込みは間違いであることに気づきます。身の危険にさらされたことによって、人生はたった一度しかないことを強く意識し、身体中の細胞が目を覚ましたような感覚に襲われたのです。

「他人の人生ではなく、自分の人生を思いっきり生きたい！」という気持ちが強くなるにつれ、ストレスやうつ病は、弱い自分自身が引き起こしたものだと感じるようになりました。

では、強くなるためにどうしたか。

私の出した結論は、「適度に内臓を休め」、「一瞬一瞬を楽しむ」ということです。以来、仕事もプライベートも一変しました。人の顔色をうかがうような仕事のやり方から、どうすれば仕事を楽しめるかを考えて行動するようになり、社内で評価される機会も増えてきました。念願だった海外駐在も果たしました。香港の景色のいいプールつきの20階建てのマンションから、１００万ドルの夜景で有名なスターフェリーで通勤するという夢のような生活を送るようになりました。仕事でもＭＶＰ賞を獲得するなど、これまでとは１８０度違う人生を歩むようになったのです。

その後、39歳で独立を果たし、全国を講演で飛び回るようになりました。講演回数も既に１５００回を超え、著書もこの本で37冊目になろうとしています。

現在は、「一生健康」「生涯現役」「地域ファミリー」をスローガンに、地元・坂戸市のまちおこしをはじめています。手はじめに、奇跡の健康野菜「ヤーコン」の栽培、加工、販売を手がけ、農業の6次産業化にトライしています。

この本では、普通の会社員だった私が、お金も時間も自在に生み出すことができる自由人としてライフスタイルを確立し、楽しく生きることができるようになった大逆転の秘訣を余すことなくお伝えします。また、講演などで30万人以上の人に向き合ってきた経験から、若く見える人の特徴についても触れていきます。それは、**何ものにも頼らないで、自分でできるセルフメンテナンスの極意**でもあります。

あなたにもぜひ、幸せな人生を切り拓いていただくことを心より願っています。

見山　敏

Epicure

はじめに……3

第1章　仕事ができる人の「食のこだわり」

01 仕事ができる人は、なぜ、ランチに2時間かけるのか？……14
02 仕事ができる人は、なぜ、好き嫌いがないのか？……17
03 仕事ができる人は、なぜ、一品加えるのか？……21
04 仕事ができる人は、なぜ、コンビニに行かないのか？……26
05 仕事ができる人は、なぜ、野菜ジュースを飲まないか？……30
06 仕事ができる人は、なぜ、畑を耕そうとするのか？……34
07 仕事ができる人は、なぜ、空腹を楽しむのか？……37
08 仕事ができる人は、なぜ、30回以上噛むのか？……41
09 仕事ができる人は、なぜ、調味料にこだわるのか？……45
10 仕事ができる人は、なぜ、食事のバランスがいいのか？……51

Mental care

第2章　仕事ができる人の「心のもち方」

11 仕事ができる人は、なぜ、「いい加減」なのか？……58

12 仕事ができる人は、なぜ、心の切り替えが早いのか？……63

13 仕事ができる人は、なぜ、こだわらないのか？……67

14 仕事ができる人は、なぜ、一度決めたら迷わないのか？……73

15 仕事ができる人は、なぜ、粘り強いのか？……77

16 仕事ができる人は、なぜ、マイペースなのか？……80

17 仕事ができる人は、なぜ、ノー天気なのか？……83

18 仕事ができる人は、なぜ、薬に頼りすぎないのか？……87

19 仕事ができる人は、なぜ、ストレスに強いのか？……91

Exercise

第3章 仕事ができる人の「身体の使い方」

20 仕事ができる人は、なぜ、薄着なのか？……98
21 仕事ができる人は、なぜ、風邪を引かないのか？……101
22 仕事ができる人は、なぜ、頭が空っぽなのか？……104
23 仕事ができる人は、なぜ、ジムに行かないのか？……107
24 仕事ができる人は、なぜ、リラックスしているのか？……110
25 仕事ができる人は、なぜ、鼻息が荒いのか？……116
26 仕事ができる人は、なぜ、断食をするのか？……119
27 仕事ができる人は、なぜ、いつもポジティブなのか？……123
28 仕事ができる人は、なぜ、情熱的なのか？……126
29 仕事ができる人は、なぜ、姿勢がいいのか？……131
30 仕事ができる人は、なぜ、寝相が悪いのか？……135
31 仕事ができる人は、なぜ、声がデカイのか？……140
32 仕事ができる人は、なぜ、腹式呼吸をするのか？……146

Life style

第4章 仕事ができる人の「ライフスタイル」

33 仕事ができる人は、なぜ、よく笑うのか？……152
34 仕事ができる人は、なぜ、人間関係がスムーズなのか？……155
35 仕事ができる人は、なぜ、腰が低いのか？……159
36 仕事ができる人は、なぜ、きれい好きなのか？……162
37 仕事ができる人は、なぜ、「なまけもの」なのか？……165
38 仕事ができる人は、なぜ、時間の使い方が上手なのか？……168
39 仕事ができる人は、なぜ、紙に感情を書き出すのか？……172
40 仕事ができる人は、なぜ、寝る前に暗示をかけるのか？……178
41 仕事ができる人は、なぜ、愚痴らないのか？……183

おわりに……187

※本書は、2003年に発売された『みるみるよくなる「こころ」と「からだ」』を大幅に加筆し、リニューアルしたものです。

装丁…萩原弦一郎、橋本雪（デジカル）
写真…Ikon Images/Getty Images
本文デザイン…土屋和泉
DTP…横内俊彦

Epicure

第1章

仕事ができる人の「食のこだわり」

Epicure 01

仕事ができる人は、なぜ、ランチに2時間かけるのか？

食事への執念と仕事の成果は比例する

私たちの身体は、髪の毛の先から足の爪の先まで、食べものでできています。食べものを体内に取り入れることによって、身体が温まり、エネルギーが出るわけです。

ところがここ数年、低体温の人が増えています。35℃台の人も珍しくありません。人間の体温は36・5～37℃くらいが理想的といわれていますから、由々しき事態です。35℃台の場合、免疫力が低下して病気になりやすく、肥満や便秘、アレルギーなどさまざまな問題を引き起こす可能性も一気に高まります。

どうしてこんなに低体温の人が増えるのでしょうか？

それは、食事に気を遣わない人が増えていることにも関係しています。

ランチはファストフードやコンビニのおにぎり、サンドウィッチ。ペットボトルの飲料を胃に流し込み、5～10分で完了する人もいます。夜もファミレスや牛丼屋へ。食事を「お腹が満たされればいいや」くらいにしか考えていないのかもしれません。これでは、カロリーは摂れても、栄養はとれません。

一流の人は、食が身体や心をつくることをよく自覚しています。そのため、食事をファストフード店やコンビニのもので済ませることを極力避けます。食事のために意識してお金も時間も捻出しています。ランチに2時間とって味わいながら食べるという人もいます。お弁当の人も、たいてい彩りのいい、栄養バランスのとれたものを持参しています。

外食の際も、少しでも美味しい料理が食べられる店を探しますし、「美味しい」と聞いたお店には実際に足を運んで自分の舌でその味を確かめます。とことん追求しようという姿勢が、言葉にも行動にもあらわれているのです。

みなさんも、急いで食べるのをやめて、ゆっくり噛みながら食事を堪能するようにしてみてはいかがでしょうか。普段行っているお店とは別のお店に行って栄養のあるものを食べるなど、工夫してみることをオススメします。

身体の健康も心の健康も、　食事を見直すことからはじまるのです。

Point

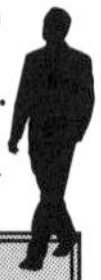

陽気になるのも、陰気になるのも、食べもの次第。

Epicure 02

仕事ができる人は、なぜ、好き嫌いがないのか？

「好き嫌い」の多寡があなたの運命を左右する

一流の人は、「好き嫌いがない」というのも大きな共通点です。食事に行くとよくわかるのですが、彼らは**好き嫌いがなく、何でも食べます**。魚の内臓もきちんと食べますし、カニを食べに行っても、隅々までキレイに食べます。その様子は、見ていて気持ちいいくらいです。

料理の食べ方で、その人の育ちがわかります。たとえば偏食が激しい人は、小さい頃から甘やかされて育てられてきた、もしくは、あまり多くの種類の食べものを食べてこなかったのかなと感じますし、少食な人は、何か気に病むことがあるのかな、と思います。

食事によってその人のことがわかるといっても過言ではありません。

肉を食べると「にく」らしくなり、野菜を食べると「やさ」しくなれる——こんな言葉を聞いたことがあります。食事と性格の相関関係をよくいいあらわしています。

食に関する好き嫌いを「食癖《しょくへき》」といいます。この食癖は、知らず知らずのうちに身についていています。それが私たちの肉体を維持し、生命の力を高めてくれるものであればいいのですが、残念ながら、血液を汚し、細胞の元気を失わせる方向に向かいやすいものです。「悪食癖」ともいえるでしょう。

悪食癖の人には味覚異常、食べ過ぎ、拒食などの摂食異常があります。そしてこの悪食癖は、心とも大いに関係しています。食が異常になると、その悪食が心を乱すという悪循環をくり返すのです。

食癖は母親の影響が大きい

何といっても、食癖は母親からの影響を大きく受けます。この世に生まれ出てはじめて口にする食事は、母乳など、多くが母親から与えられます。しかも、毎日の料理を通じて食癖が形成されていきます。その食癖がいいものなら問題ないのですが、健康を害するものだと、なかなか始末が悪いものです。

母親が濃い味好みなら子どももそうなるでしょうし、甘い物が好きなら子どももそうなるでしょう。もし母親が加工食品やスナック菓子ばかり与えれば、きっとそれらのものが大好きな子どもになってしまうでしょう。

一流の人は、美味しい、栄養たっぷりの食事で育ってきているため、好き嫌いがほとんどありません。もちろん、子どもの頃は親からの食事が満足に受けられず、大人になって結婚して栄養価の高い食事を口にするようになった人もいます。

いずれにしても、一度ついてしまった悪癖を変える気持ちがあるかどうか。それが、あなたの身体を健康に導くかどうかに関わってきます。

それを考えるのがめんどうな人は、ぜひお料理上手な女性をお嫁さんにもらうことをオススメします。大リーガー田中将大《たなかまさひろ》選手の奥さん・里田まいさんのように。

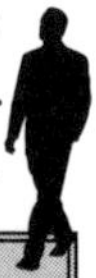

Point

健康は、栄養たっぷりの食事から。

Epicure 03

仕事ができる人は、なぜ、一品加えるのか？

パワーの源はビタミン・ミネラルにあり

一流の人はふだんから良質な食べものを食べ、素材そのものの美味しさを自分の舌で味わっています。また栄養が偏って、ここぞというときに力が発揮できないことのリスクを知っているため、栄養バランスのとれた食事を摂る工夫をしています。

女子栄養大学のグループが、ある血液検査のアンケート結果を発表していました。それによると、5人に1人がビタミンC不足になっており、放っておくと血液が生産されなくなる壊血病にかかる恐れがあるとのことでした。ビタミンCに限らず、他のビタミン・ミネラルも極端に減ってきています。これはなぜなのでしょうか。

現代人は、栄養過多で栄養素不足!?

私たちの身体になくてはならないものに、三大栄養素があります。たんぱく質、炭水化物、脂肪と呼ばれるものです。

この三大栄養素のうち、たんぱく質のことを、「構成素」と呼びます。私たちの筋肉や内臓のもとをつくっていることに由来します。そして炭水化物と脂肪は、「熱量素」と呼ばれます。体内で燃えてエネルギーとなる熱源で、活動の源泉となることからきています。

この三大栄養素に注目したのが近代の栄養学です。そのため、たんぱく質や炭水化物中心の食生活になってしまいました。

ところが、これが大きな誤りでした。ビタミン・ミネラルが置き去りになってしまったのです。ビタミン・ミネラルは微量栄養素とも呼ばれます。文字通り「微量」であるがゆえに、その重要性を見落とされてしまったのです。この「栄養過多で栄養素不足」というのが現代人の食生活といえます。

大半の人が「疲れやすい」「だるい」「なんとなく調子が悪い」という不調感を訴える一因も、こんなところにありそうです。

ミネラル不足が食を台なしにしている

ここでノーベル化学賞と平和賞の二つを受賞した米国のライナス・ポーリング博士が考え出したといわれる実験を紹介します。

角砂糖を用意します。角砂糖はいわば、炭水化物です。この角砂糖をピンセットではさみ、ライターで燃やします。火をつけて燃やそうとしても、角砂糖は溶けるばかりで燃え上がることはありません。

この角砂糖にタバコの灰をつけてから、燃やしてみましょう。炎が角砂糖に燃え移り、ライターの火を離しても、角砂糖は燃え上がり、燃え尽きてしまいます。タバコの灰は、もともとタバコの葉の燃えカスで、そこには根っこから吸収したミネラルが残っています。ミネラルを和訳すると「鉱石」です。ですから、燃焼してもそのまま存在しているのです。これが触媒となって燃焼という反応を促進したのです。

いくら炭水化物や脂肪などのエネルギーとなるものをたくさんとっても、それらを燃やす働きのある**ミネラルが不足していると、不完全燃焼を起こし、溶けた砂糖のように血液もドロドロになってしまうということです**。

燃焼が不完全だと、十分なエネルギーとならないので、身体のだるさや疲れにつながっていきます。

いきなり食生活を変えるのは難しいので、毎日のランチに一品増やしてみるのもいいかもしれません。ミネラルは、身体の働きを整えます。

たとえば、梅干しはいかがでしょうか。白湯《さゆ》に入れて飲むと、手軽にミネラルを摂取できるだけでなく、身体も温まります。

高価な食べ物ではないので、手軽に入手できる点でもオススメです。ただし購入の際は、できるだけ自然食品のお店で買うといいでしょう。保存料を使っていないことが多いので、安心して食べられます。

Point

ふだんの食事に、ミネラルをひと手間プラスしよう。

仕事ができる人は、なぜ、コンビニに行かないのか？

〝夢の国〟コンビニにご用心！

以前、ある企業の講演会で、「毎日コンビニに行く人！」と聞いたら、ほぼ8割方の人が手を挙げていました。味も価格も、求めやすくなっていることを追い風に、今や私たちの身近な存在になっています。

けれども見方を変えると、コンビニは加工食品であふれ返っているともいえます。今日、出まわっている食品の大部分は加工食品です。コンビニでは90%以上が加工食品ではないかといわれています。

加工され、味つけされ、防腐剤や保存料づけの食べものばかりを常食していると、体がますますおかしくなってしまうのは自明の理です。

加えて、ここ数年、学生がトイレで食事をしている風景が取り上げられるなど、個食化の傾向にあります。子どもも塾などで忙しく、家族がバラバラに食事を摂るようになっています。

人間は一人でいると寂しく、その寂しさをまぎらすために、どうしても食べてしまうものです。気軽に食べられるスナック菓子に手を出し、お腹がすいたときには、お湯を沸かすだけでできるカップラーメン。のどが渇けば人工甘味料たっぷりの清涼飲料水……。健康にとって好ましくないものが、あふれ返っています。

コンビニのレジ横にある肉まんやからあげ、ホットドッグといったジャンクフードなどにも、ついつい手が伸びてしまいがち。保存料たっぷりで味付けの濃いものを常日頃から食べていると、身体がどうにかなってしまいそうです。

実際、肩こり、便秘、腰痛、肥満など、体調不良の人たちの食事内容を聞いてみると、それはひどいものです。ファストフード、スナック菓子に清涼飲料水、足りない栄養はビタミン剤で補う、といった具合です。

あげくの果てには便秘をして、便秘薬の薬漬けとなり、おまけにガスがたまるから頭が痛くなって今度は頭痛薬——これでは自殺行為もはなはだしいといえます。

便秘

こそ、血液を汚す健康の大敵中の大敵です。

「出す」が健康のカギ

健康というと、いいものを体内に入れることをまず思い浮かべますが、大切なことは、まず「出す」ということです。出す、すなわち**排泄能力を高めることこそ健康づくりの基礎なのです**。

どんなにいいものを食べても、便秘となり、体内で腐敗させ、しかもガスを発生させていたのでは、血液は汚れっぱなしで、体調もおかしくなるというもの。運動不足もさることながら、ファストフード、スナック菓子は、食物繊維不足をひき起こし、便秘に拍車をかけているのです。

しかもそういった食べものには化学調味料や保存料などの食品添加物がいっぱい入っています。これが体内で化学反応を起こし、ガスを発生させているとなると、大変恐ろしいことです。

なぜかイライラする、心が落ち着かない、物事に集中できない、と思った方は、食事の乱れがないか、振り返ってみてください。**食が乱れれば、血液が汚れ、体調が崩れ、心も乱れてきます**。

食事というのは習慣になりやすいもの。少しくらいいいやと思いながら、ついつい同じものをずっと食べ続けることになります。今見つめ直さなければ一生そのままであることを肝に銘じてください。

Point

食事を改善することは、人生を改善することである。

Epicure 05

仕事ができる人は、なぜ、野菜ジュースを飲まないか?

「手軽さ」の裏にある副作用

最近、コンビニやスーパーで、数多くの野菜ジュースが並べられている光景を目にします。手軽に栄養を摂れるといううたい文句もあってか、多くの人が購入します。ですが**できるビジネスマンほど、市販の野菜ジュースを飲みません**。手軽に摂れるものほど、リスクもあるということを確認しているからではないかと思います。

野菜には、体調を整える力があります。ですが、それは生きた野菜をいただいてこそ。加工すると、その力は一気に衰えます。

さらに市販されている多くの野菜ジュースは、大量に製造された野菜でつくられています。つまり、十分に陽を浴びないまま、出荷されているものもあり、気休めの部分もあるのです。

また多くの人は、ビタミン・ミネラルの豊富な大根、人参、ごぼうなどの根菜類や緑黄野菜をあまり好みません。極端な話、ポテトチップスや野菜チップスなどのスナック菓子で代用しているありさまです。

しかしこういったスナック菓子は、つくる過程で熱や圧力が加えられ、ビタミンなどの成分の多くが失われています。また、防腐剤をはじめ、さまざまな添加物が加えられているため、見た目は野菜の形が残っていても、栄養素は得にくいものです。

主食である米などの穀物にしても同様です。白くてつやのあるごはんが好まれる傾向にあるため、今はビタミンの宝庫である胚芽を完全に捨てたものが市場に出回っています。

他にも砂糖を例に挙げると、ミネラルが豊富な黒砂糖よりも、精白された白砂糖が多く消費されます。

私たちの血液や羊水と同じ成分である海の塩にしても、ミネラル分がほとんどとり除かれたナトリウムと塩素だけの化学合成物、精製塩になってしまいました。

このように現代人は、安易でインスタントものを好む傾向があり、ビタミン剤やドリンク剤、あるいは錠剤のようなものでビタミン・ミネラル不足を補おうとします。

ところが、化学的につくられたものを長年摂り続けることで、アメリカなどでは「ビタミン過剰摂取症」などの新たな副作用が出ることが問題視されています。長い歴史を経ていない化学的合成物質を安易に体内に入れることの恐ろしさを認識してほしいものです。

天然のものを食事に摂り入れよう

ではどうすればいいのでしょうか。

一言でいえば「天然ものを食べる」ということに尽きます。

自然の食材は生命力に満ち溢れています。まして旬の食べものこそ、最も生命力に満ちているのです。食事とは、ただ単に化学記号で表される栄養を取っているだけではないことをよく理解しましょう。

とはいうものの、これだけ文明が発達してしまった現代においては、とれたての野菜や果物、旬の食材のみを食べるという原始的生活に近い自然生活に戻ることは不可能です。

そこで**まずは、調味料だけでも変えてみることをオススメします**。たとえば、ふだん使っている塩を、天然塩に変えてみる。そして次のステップとして、加工食品を極力減らし、自然農法でできた食材を多く摂ってみる、あるいは、精白されていない穀物を主食にしてみるのです。そういった自然の食材は本当に美味しいので、違いを必ず実感できると思います。

それでもやむを得ない場合は、自然の成分のみでつくられた栄養補助食品などを取り入れることです。ただし補助食品はあくまで「補助」です。メインは日々の食事にあることをお忘れなく。

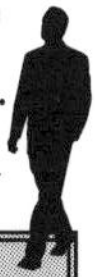

Point

天然の食べものを積極的に摂ろう。

仕事ができる人は、なぜ、畑を耕そうとするのか?

栄養素が足りなければ自ら補う

31ページの話にも関係がありますが、野菜のビタミン・ミネラルが極端に不足するようになった原因の一つに、農作物の大量生産・保成栽培があります。

もともとミネラルは、土に存在しています。しかし、土をこねて食べても、必要な栄養素として身体に吸収されません。植物が土に根を張り、根から十分ミネラルを吸い上げたものを食べてはじめて栄養とすることができるのです。

ところが、高度成長と共に大量生産や促成栽培の波が押し寄せ、化学肥料や農薬を大量に使用することになりました。土地がやせ、根がミネラル分を十分吸い上げる間もないまま収穫されるようになったのです。

さらに追い討ちをかけるように、旬を無視したビニールハウスによる促成栽培によって、人工光によって育った野菜を収穫するようになってしまいました。当然、光合成を行なうのに十分な時間はありません。そのため、現在の野菜はビタミン・ミネラルが極端に少なくなってしまったのです。

ここ数年、そのあたりの危機感を感じた企業が、アクションを起こしはじめました。「株式会社おかん」では、オフィスに〝置き菓子サービス〟ならぬ、〝置きお惣菜サービス〟を実施しており、ビジネスマンからの「おかん（お袋）の一品を気軽にとりたい」という声に応えています。

また、私の経営者仲間に多いのですが、仕事もプライベートも楽しんでいる人は、畑を借り、無農薬の自家栽培をはじめています。農園を持ちたいという人が増えているのも、そのあらわれではないでしょうか。

私の住む町では、１００人以上の方が「ＥＭ自然農法の会」を組織し、新鮮な野菜づくりを自主的に行なっています。その方たちの農産物をうまく流通させようと、マルシェ（新鮮野菜市場）を立ち上げ、もう30回を超えました。多くの人たちに喜んでもらっています。

ただあるものを買うのではなく、栄養素が足りなければ自分で補う。それが一流の人に共通するポイントの一つかもしれません。

サプリメントもいいですが、加工品ばかり食べていると、あなたの人生も加工された味気ないものになってしまうかもしれませんよ。

Point

足りない栄養素は自分で補うくらいの意識を持とう。

Epicure 07

仕事ができる人は、なぜ、空腹を楽しむのか？

間食はエネルギーのムダ使い

ランチの後、夕方にかけて間食をする人やジュースを飲む人をよく見かけます。ジュース、美味しいですよね。お菓子も日々新しい商品が発売され、手を伸ばしたくなる気持ちもわかるような気がします。

しかし**一流の人は、間食をしません**。ランチをしっかり食べているから、ということもありますが、**間食をすることで集中力が途切れ、眠たくなるということを知って**

いるからです。彼らは、食べるときと食べないときのメリハリをしっかりつけているのです。

私がはじめて断食を体験したとき、あまりのショックで身体がついていかず、その素晴らしさに気づくことができませんでした。しかし正しい心構えで2回目の断食、無理のない半断食を行なった結果、空腹になればなるほど快調になり、エネルギーが満ちてきたのを思い出します。

ところが現代人は、お腹がすいていないのにおいしそうだといっては食べ、「時間だから」といっては食べます。

かつて、牛肉などは、お盆や正月の特別なごちそうでした。「今晩はすき焼きか。楽しみだな」なんて、わくわくしながら食べたものです。ところが今ではファストフードが巷にあふれ、珍しくもなんともなくなってしまいました。安価なハンバーガー、ステーキ、焼き肉などが、いつでも食べ放題。手の届かない品ではなくなってしまいました。

「食べ放題」は私たちの食欲をかきたて、必要以上にカロリーを摂取することにつながります。満腹なのに、食べものを体内に入れることで、ムダなエネルギーをつくらせてしまうのです。

私たちの身体は、心身を十分使ってはじめてエネルギーの補給を必要とします。ところが中には、ほとんど身体を動かさないうえに、過剰の栄養を摂るため、エネルギーがあり余っている人も数多くいます。そしてそれが、そっくりそのまま「糖」として尿から排出されます。これが糖尿病です。痛風などと合わせて「ぜいたく病」とも呼ばれます。

野生の動物は、常時お腹をすかせています。「行動の源泉はハングリー精神」といいますが、これは精神論・根性論だけではなく、生理的な空腹、つまりハングリーな状態こそ、行動の原点になるのではないかと思うのです。

私は断食をした体験から「腹が減っては、いくさができぬ」というのは、一種の錯覚ではないかと考えています。むしろ「腹が減ったらいくさができる」というのが本当だと思います。

空腹になれば、食べる楽しみが待っているためがんばれます。「ここまでやったら食べよう」という目標も立てられます。

空腹こそ、活動の準備体制に入ったことを意味するのです。

ぜひあなたも、お腹がすいたら少し我慢してみてください。そして小さな目標を立て、クリアしてはじめて食べる、という習慣を身につけてほしいと思います。

Point

空腹を楽しむと、ハングリー精神がわいてくる。

Epicure 08

仕事ができる人は、なぜ、30回以上嚙むのか？

欲求不満が食欲を増幅させる

お腹がすくと、何か口に入れなければ耐えられないという人もいると思います。というのも、**欲望が満たされないと、人間は欲求不満になるからです**。すると、何かの行為でそれを満たそうとします。となると、やはりいちばん手っ取り早いのが食べることです。多くの人は、食べたいと思えば、たいていのものは手に入る環境にいるので、むしろ我慢することの方がバカらしく感じられるかもしれません。

食や性など人間の本能に根ざすものは、簡単にコントロールできないものです。理性に比べてその力は桁違いに強く、いくら「食べ過ぎてはダメ」と思ってみても、実行するのは難しいからです。加えて、テレビのCMやグルメ番組などで私たちの感情や本能に直接訴えかけてくるため、ますますおかしくなってくるのです。

コントロール上手は体型維持上手

一流の人は、自己コントロールがとても上手です。車の運転のように自由自在に車を操ります。自分自身を上手にコントロールしているから肥満にならないのです。

アメリカでは「禁煙できない奴と肥満の奴は、経営者に向かない」といわれています。

一流の人は、まさに自己コントロール上手ということです。

では、どうすれば欲をコントロールできるのでしょうか。

私は「コントロールしないといけない」と思うこと自体をやめることからはじめるといいと思います。代わりに気分転換をしてみるのです。

たとえば、深夜にスナック菓子を食べたくなったら、まず深呼吸します。そしてガムを噛むこともいいでしょう。噛めば噛むほど、脳トレにもなります。

食事のときも、よく噛むこと。30回以上が理想的です。噛むことによって下あごが発達し、同時に強い意志も培われます。

やわらかい物ばかり食べていると、下あごが細く、ちょっとしたことにも挫けてしまいます。「歯を噛み締める」という言葉にあるように、**意志の強い人間になりたいなら、まずよく噛むことが大切です**。

また、欲望のコントロール法として最も効果的なのは、113ページで紹介する自律訓練法です。これはまさに自分で自分を律する、セルフコントロール法です。この自律訓練法で重感や温感を感じることができるようになったら、ぜひそのままイメージトレーニングしてみてください。脳がα波の状態になっており、潜在意識が最も働きやすくなっています。

なりたい理想の体型をディーテールにわたり、ありありとイメージしましょう。そうすることによって食欲も正常になり、徐々に自分をコントロールできるようになっていきます。まさにあなた自身の人生の主人公になれるのです。

そして気づいたときは、理想的な体型へ。

食事制限や、激しい運動によるダイエットよりも、はるかに楽です。なぜなら太る最大の原因である食欲をコントロールできるのですから。

いきなり人は変われません。昨日より今日、1時間前の自分より今の自分、という風に、少しずつ自分をコントロールしていきましょう。

Point

スリムの第一歩は、噛むこととイメトレから。

Epicure 09

仕事ができる人は、なぜ、調味料にこだわるのか？

塩を制する者は、健康を制する

世の名だたる経営者が畏れ、尊敬している人に、Ｉ先生という有名なコンサルタントがいます。私も大いに影響を受けた方です。

Ｉ先生は熱血漢で、どんな経営者もその迫力に押され、震え上がるほどです。怖いですが本質をついており、そのご指導に基づいて経営を行なうと、業績が一気に上がるのです。そのため、多くの人から信頼されています。

その先生は、講演や著書では経営のことしか話していません。しかし多くの経営者から、その燃えるような情熱はどこから生まれるのかという秘密を教えてくれるよう求められました。

それが、意外にも「天然塩」をしっかり取りなさいということだったのです。「減塩」の流れに真っ向から反対したのです。もちろん自らも先頭に立って実践しており、今でも元気に日本中を飛び回っています。

「僕らはみんな生きている、生きているから歌うんだ」というフレーズが印象的な曲をご存知でしょうか。おそらくみなさんも歌ったことがあると思います。「手のひらを太陽に」という曲ですね。その中に「熱き血潮」というフレーズがあります。これは血液に、適当な塩分がないと血潮（海の塩）にならないということを物語っています。

市販の精製塩と、昔からの製法にこだわってつくった天然塩の味比べをしてみてください。天然塩の旨さ、深さ、そしてその味わいに、驚かれるはずです。

I先生は、どこにでも持ち歩いて、食材のおいしさを引き出し、食事を楽しんでいたそうです。全国を飛び回って、体調を壊さなかったのも「天然塩」のおかげだと断言していました。

「塩抜き生活」が代謝異常を引き起こす

髪の毛から爪の先まで、人間の身体はすべて細胞でできています。その数、実に60兆個。私たちが健康でいられるのは、この細胞の一つひとつが活発に活動しているからです。この活動を「新陳代謝」といいます。新陳代謝は、血液から栄養分を吸収し、細胞自身が活性化する「同化作用」と、細胞内に蓄積された老廃物を排出する「異化作用」に分かれます。

各細胞は半透過性の膜で包まれ、その膜のまわりを血液とリンパ液が囲んでいます。そしてその膜を通して、細胞の内と外で細胞自身が物質の交換を行なっているわけです。細胞自身が悪い物を外へ出し、いいものを取り入れるポンプのような働きをしています。この働きを「浸透圧」といいます。その浸透圧作用を担っているのが塩分なのです。「ナトリウムポンプ」とも呼ばれています。

白菜や大根を塩漬けにすると、白菜や大根の中の水分が塩にとられ、逆に塩が白菜や大根の中に入り込み、「漬け物」になります。

ですから、塩分を控えると、浸透圧作用、つまり新陳代謝が行なわれなくなります。ガン、脳卒中、心臓病、糖尿病、アレルギーなど、病名がついているものから、軽いものでは肩こり、腰痛、便秘、肥満まで、現代病といわれるものは代謝病とも呼ばれます。塩抜きのため、細胞レベルで代謝異常が起きているのです。

最近、無気力症状がまん延しているのも、塩抜きの食生活からきています。

現代人の生活は、塩抜きと極端な微量栄養素不足により、代謝異常の環境ができあがってしまっています。もともと血が薄いのに加え、清涼飲料水や栄養ドリンクなどのとり過ぎと、塩の働き（ナトリウムの働き）を弱める砂糖や果物などのカリウムを多く含む食べものを大量に摂取することで、ますます浸透圧作用を弱め、代謝異常を起こしているのです。

精製塩より天然塩

「よし、じゃあさっそく塩分をたくさんとろう！」と思った方はちょっと待ってください。市販されている精製塩は危険です。

そもそも精製塩のなかった江戸時代、私たちの祖先は、みそ汁、たくわん、おしんこ、めざしと、塩からいものを好んで食べていました。塩をとり過ぎて問題が出はじめたのは、精製塩が大量に市場に出はじめたころからです。

血液やリンパ液などの体液の成分は、海水に大変似かよっています。私たちの命は「生命の海」ともいわれるように、海から来ているのです。その海の水を天日で乾かし、蒸留させてできた塩は、ミネラルの宝庫であり、まさに生命の精そのものです。味も精製塩に比べて、まろやかでコクがあります。

一方、精製塩というのは、化学的に合成されたものです。体内の代謝を担う種々のミネラル分を除去し、ナトリウム分と塩素分の純度を高める加工を施しています。私たちの身体にとって純粋なものは毒です。その証拠に、食べもので成分的に純粋なものは何一つありません。純粋なものをあげるとすれば、それは薬です。特に化学的に合成された薬は、成分の純度の高いものを組み合わせてつくっているから効くのであり、また用法・用量が決まっているというのは、飲み過ぎると毒になる可能性があるという証拠です。つまり純度の高い精製塩は、摂り過ぎると毒になる可能性が十分にあるわけです。

天然塩や自然塩の場合、食べ過ぎると、自然にブレーキがかかるようになっています。食べものを食べ過ぎてお腹を壊すことがあっても、副作用に苦しむことはなく、仮にとり過ぎても害になることはありません。体調不良で悩んでいる方々は、ぜひ天然塩に切り替えてほしいと思います。

天然塩は、自然食品を扱うお店で購入できます。ネットでも買えますので、探してみてください。ちなみに私のオススメ天然塩は、「海の精」です。

Point

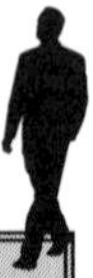

細胞の新陳代謝は、塩分で行なわれる。

Epicure 10

仕事ができる人は、なぜ、食事のバランスがいいのか？

陰の食べもの、陽の食べものを知ろう

あれもダメ、これもダメといわれると、「じゃあ何を食べたらいいの？」と混乱する方がいるかもしれません。**食べものを選ぶ際は、その食べものが陰性か陽性かを見極めることが大切**になります。

食べものには陰性と陽性があり、また酸性とアルカリ性があります。この二つの物差しをうまく組み合わせると、私たちの身体と食物の関係がよく見えてきます（これ

は私の専売特許ではなく、千坂諭紀夫《ちさかゆきお》氏が考え出しました）。

陰性の食べものには、身体を冷やす働きがあります。「陰」という言葉のイメージからわかるように、その性質は水っぽく、膨張しており、外に広げ、ゆるめる作用をします。色は、虹の七色でいくと紫に近いです。

「陽」の食べものには、身体を温める働きがあります。乾燥し、収縮しており、内に向かってしめる作用をします。色は赤に近い感じです。

陰と陽の食べものを見分ける簡単な方法は、成長の過程を知ることです。陰の食べものは地表から空に向かってどんどん伸びるもの、陽の食べものは地球の中心に向かってどんどん根を張っていくものです。

自然界というのは本当によくできており、寒い土地では、地球の中心に向かって生える陽性の食べもの、根菜類がよくとれます。寒い冬には、ダイコン、ニンジン、ゴボウの煮物が身体を温める働きがあります。病人は身体が冷えている人が多いので、根からできた漢方薬で身体を温めることは、実に理に叶っているのです。

また、暑い夏にはトマトやキュウリ、あるいはスイカなどの身体を冷やす食べものが多くなり、南の国々では、地上高く伸びるバナナやパイナップルなど、体温を低くする果物が多くとれます。

旬のものを食べるという昔の人の生活は、大自然の理にかなっていたわけです。

ところが文明の高度な発達は季節感をなくし、旬の味わいを失わせてしまいました。季節はずれの野菜、一年中食べられるフルーツ――これらは、私たちの体内メカニズムを狂わせてしまった一つの要因でもあるわけです。

病気になって薬に頼り、運動不足になり、身体がすっかり冷えきっているところへ、フルーツよりさらに強い陰性の砂糖で漬けたフルーツのシロップ漬けを食べることは、「早く死ね！」といっているようなものです。

次に酸性・アルカリ性という観点から考えてみましょう。基本的に酸性食品は血液を汚し、アルカリ食品は血液をきれいにすると考えるといいでしょう。

先に述べた陰陽と酸アルカリを組み合わせると、四つの組み合わせが考えられます。「陰性で酸性のもの」「陰性でアルカリ性のもの」「陽性で酸性のもの」「陽性でアルカリ性のもの」という組み合わせです。

理想的な食べものの組み合わせ

次ページの図1からわかるように、一般に**ごちそうといわれるものやおいしいものといわれるものは、①「陽性で酸性のもの」が多い**といえます。また、特に20〜30代の人たちが好む食べものは③「陰性で酸性」の食品群です。

私たちは、ここ数年、この①と③に属するものを中心に食べてきました。とりわけこの二つの組み合わせが常食とされているところに、生活習慣病の爆発的な増加の原因が潜んでいます。

最も理想的な食品群としては、**中心にある種子や穀物などの中庸《ちゅうよう》食物**です。

若い女性がダイエットと称して主に食べるのがサラダです。しかしこれは「陰性でアルカリ性」ですから血はきれいにはなるものの、その濃度が薄く、貧血気味になってしまいます。

とはいえ、「よ〜し、これからは、中庸の食品だけをとるぞ」と肩肘を張らないでください。完璧を求めないことです。私も、断食終了後一年近く玄米菜食を通したので

図1　食品の分類

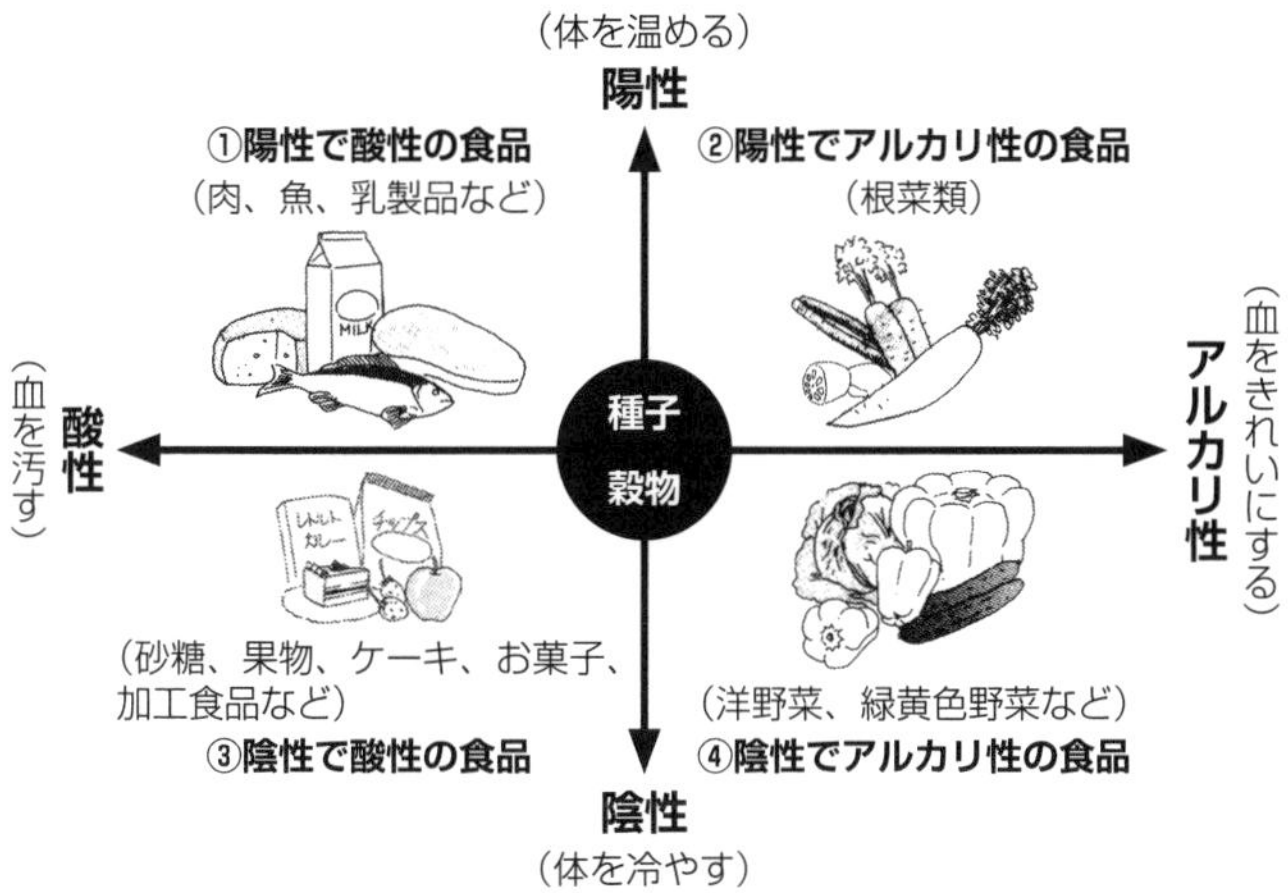

すが、あまり窮屈にこだわると、心が苦しくなります。

柔軟に考えながらバランスをとるということが大切。それが「いい加減」という感覚です。

バランスという観点からこの図を使う場合、対角線上にある群の食品を組み合わせるといいでしょう。つまり肉、魚、乳製品を多くとるときには、緑黄色野菜や洋野菜もたっぷり食べ、ケーキや果物、加工食品を食べるときは根菜を多くとり、中和させるといいのです。

このように**バランスのよい食事を心がけることで、心が中和され、自然と性格も優しくなっていきます**。

イライラしたり、ちょっとしたことで怒りっぽくなるときは、ぜひこの表のバランスを参考にしながら食べてみることをオススメします。

Point

食べものの、酸性とアルカリ性のバランスを取ろう。

Mental care

第2章

仕事ができる人の「心のもち方」

仕事ができる人は、なぜ、「いい加減」なのか?

がんばりすぎないい方が、人生うまくいく

私はこれまで、講演活動を通して数多くの経営者・エリートといわれる人たちと出会ってきました。彼らに共通していたのは、「**適度にいい加減**」だということです。細かいことには口を出さず、多少の失敗も何のその。常に「何とかなる」くらいのデーンとした気持ちで仕事に取り組んでいる人が多いように思います。だから、周りで働いている人たちものびのびと働くことができます。

私は、今でこそ何があっても笑っていられますが、みなさんと同じ会社員時代はまったく逆の生き方をしていました。

いわれたことはすぐ実行し、ビジネス書を読みあさってよりよい仕事の進め方を模索し、休みの日も仕事のことばかり。嫌なことがあっても「ちょっとのことは我慢しないと」と思って生きてきました。頼まれごとに「ＮＯ」という勇気もなく、引き受けた仕事は完璧にこなそうとし、身体を気遣うことなく働き続けました。しかし……、その結果は、冒頭でお話しした通りです。

今思えば、他人の目ばかり気にしていたように思います。「人からよく見られたい」という一心だけで動いていました。自分が本当にやりたいことに耳を貸さず、偽りの人生を歩んでいたのかもしれません。

身体を壊してわかったことは、**生きるうえで大切なことは、「運をよくする」ということ**です。もちろんまじめに働くことや努力することも必要ですが、どんなに努力して結果が出ても、その喜びは長くは続きません。ですが**運がよければ、楽しいこともどんどん舞い込んできます**。運が悪いとそうはいきません。努力する以上に、運をよくすることの方が大切だと気づいたのです。

運をよくする方法とは……？

では、どうすれば運をよくすることができるでしょうか。
ちょっと次の言葉を声に出してみてください。

A：「まじめにコツコツ一生懸命。我慢、辛抱、無理、忍耐」
B：「明るく、元気、遊び好き。欲が深くて、いい加減」

どちらが「運がよさそう」に感じますか？
当然、後者の方ですね。
なぜだと思いますか？

後者の方が、圧倒的に「明るい」と思います。
つまり、**AとBの言葉が「陽」に聞こえるか「陰」に聞こえるかによって、「運のよ**

さ」が天地の差ほど違ってくるということなのです。

「そんなこといったって、もともとネガティブなんですけど」という方でも心配ありません。そもそも、生まれつきネガティブな人間なんていません。生まれ育ってきた環境の中で、知らず知らずのうちに身についた〝心のクセ〟があなたをそうさせたのです。その〝クセ〟が変われば、運はよくなります。

心のクセだけではありません。身体の動かし方のクセ（身癖《しんへき》）、食事のとり方のクセ（食癖《しょくへき》）、呼吸の仕方のクセ（息癖《そくへき》）、言葉の使い方のクセ（言癖《げんへき》）、そして考え方のクセ（心癖《しんへき》）があって、今のあなたができているのです。

その〝クセ〟を〝いいクセ〟にできたとき、あなたの運命は大きく好転しはじめます。セルフメンテナンスとは、いい〝クセ〟を身につけることからはじまるのです。

一流といわれる人は、この〝クセ〟がいい。やるべきことはきちんとやりますが、がんばりすぎず、肩の力を抜いてドーンと構えているので、一緒にいると安心できます。相談もしやすく、おもしろい話が飛び込んできやすい！　みなさんの周りにも、一人くらいはいるのではないでしょうか。

ではそれをどうやって身につけていくか。

誰もが簡単にできて続けられるセルフメンテナンスの具体的な方法を、この本の中に網羅しています。ぜひご自分のものにしてください。

Point

クセを変えれば、人生は驚くほど変わる。

Mental care 12

仕事ができる人は、なぜ、心の切り替えが早いのか？

「こだわり」が病を生む

仕事において、一流の人ほどこだわりがないのを感じます。それは、まったくこだわっていないわけではありません。自分の利益だけでなく、相手の利益も考える Win-Win の発想をしているからでしょう。いいエネルギーが、∞（無限大）のループのように、自分と相手に、心地よく流れているからです。

私たちの心は何かにひっかかってしまうと、最もエネルギーを消耗します。

心は、いわば「身体のコントロールセンター」です。**心がこだわりを持つと、身体の調子も悪くなるようになっているのです**。神経症の人やノイローゼの人が、頭が痛い、肩がこる、腰が痛い、吐き気がする、便秘気味である、お腹を下しやすいなどというのも、納得のいくことです。

ある人は、人間の病気のほとんどが人間病であるといいました。つまり人間の病というのは、野性の動物にはなく、人間だけに存在するというのです。そういった症状は、心がひっかかり、こだわり、とらわれるから起きるのです。

ぜんそくも、「真夜中にぜんそくの発作が起きるのではないか」という恐怖感がよけいに症状を悪化させます。

病気になり心がますます弱くなると、ますますいろいろなことにひっかかるようになります。

よくあるのが、「検査症」という病です。血圧が高いといわれると、常に血圧が気になって、どこへ行くにも血圧計を持ち運び、検査の結果にまた一喜一憂するのです。

結核にかかった人は、常にたんを吐いて、その中に血が混じっていないかと気にするものです。大腸ガンをいい渡された人は、常に便に血が混じっていないかを気にして、糖尿病患者は、尿に糖が出ていないかといつも恐れている状態です。

「自然食病」といわれる病気もあります。ある程度血をきれいにするために気をつける必要はありますが、何がなんでも玄米菜食でなければならないとか、砂糖は絶対口にしては幸せにはなれないなどと完璧をめざす病気です。これもまた、こだわりです。

実は私も同じような病に陥ったことがあります。それは断食後の一年間でした。なんとしてでも身体を治したいという思いから、その道場生活を終えて一年間は玄米菜食に徹したのでした。今ふり返ってみれば、そのときのこだわりは尋常ではなかったと思います。

執着心を捨てるためにやるべきこと

このこだわり、とらわれ、ひっかかりという執着をとる方法に「空観法《くうかんほう》」があります。

空観法とは要するに、**今の自分をもう一人の自分で客観的に見る方法**です。あたかもビデオに映し出された自分自身を見るように、自分を外側から見るのです。

座ってもよし、寝ころがってもよし、特にお風呂に入っているときなどは最高でしょう。今日あった出来事、昨日あった出来事、あるいは過去にあった出来事を思い浮かべ、感情を抜いてじっとながめるのです。できるだけ客観的にみるのがコツです。そうすると、「昨日の打合せは、もっと効率のいい進め方があったかもしれないな」という具合に、よりよい方法が見えてきます。

世の中に起きる現象は本来中立で、色がないものです。ところが一人ひとりが「好きだ」「嫌いだ」という感情で色付けして、自分の心の奥底にしまい込んでしまうのです。それがこだわりやとらわれ、ひっかかりとなって私たちを悩まし、場合によっては身体をむしばんでしまうのです。

この空観法を続けることによって、どんな状況になろうとも、環境が悪くとも、そんな現象に執着しないで堂々と生きることができるようになります。

Point

嫌なことがあったら、高いところから客観的に眺めてみよう。

Mental care 13

仕事ができる人は、なぜ、こだわらないのか？

執着心はエネルギーのムダ使い

電車に乗っていると、その人の本性があらわれるように思います。

たとえば満員電車で知らない人の肩がぶつかったとき、何でもないことだと思える人と、「ちぇっ！」と舌打ちして、イライラしたり、いつまでもこだわって食ってかかったりする人がいます。この違いは何でしょうか？

それは、「**執着と集中**」にポイントがあります。

「執着」というのは、常にそのことが頭にこびりついて、他のことをやろうとしても、そのことが気になってしようがない状態です。何かにこだわったり、とらわれたりしていると、逆に意識がピンボケになってしまって物事に集中できなくなります。

一方、「集中」とは、対象と一体になることはできるけれど、そこからすぐに離れることもできる状態です。何かが起こっても、パッと切り換えることができるのです。ちょうど私たちの意識を鏡だと考えてください。鏡面がピカピカに磨かれて澄んでいると、対象物をはっきりと映すことができます。この状態は「集中」にたとえられるでしょう。対象物がなくなると、もとの澄んだ鏡面だけが残ります。

一方、執着というのは、この鏡面が曇っている状態と考えられます。あるいは何か汚れがついている状態です。何かを映そうとしても、その曇りや汚れのために、はっきり映らないわけです。そしていつまでもこの曇りや汚れが残ったままです。

心のエネルギー効率から考えてみると、集中しているときは、対象物にエネルギーを効率よく、効果的に使っていますが、対象から意識をそらすと、まったくそのことにエネルギーを使う必要がなくなります。

ところが何かに執着していると、その執着していることに、ずーっとエネルギーを使っていますから、エネルギーのムダ使いになるわけです。

自分の好きなことに没頭して集中しているときは全然疲れないと思います。あるいは疲れたとしても、さわやかな疲労感を味わうことができるのではないでしょうか。

しかし**何かにこだわったり、とらわれたりしていると、大変疲れやすいものです**。しかも、肝心なことに集中できなくて、うっかりミスやトラブルも引き起こしやすくなります。これを「心の分裂状態」ともいいます。

執着は人間なら誰でも多かれ少なかれあるものですが、人によっては病的なほどこだわりをもつ場合があります。いわゆるノイローゼ、神経症、自意識過剰というものです。

不眠症というのは、眠らなければならないことへのこだわりであり、赤面症、対人恐怖症、吃音《きつおん》などは、人の視線や人からよく見られたいというこだわりです。先の尖ったものが気になる先端恐怖症、あるいは家の戸の閉め忘れや、ガスの消し忘れが気になる不安神経症。手をいつも洗ってきれいにしておかなければならないという潔ぺき症もあります。

他人から見れば何でもないことですが、本人にとっては大変なことです。いわゆる劣等感、コンプレックスというのもそうでしょう。中でも多感な時期に、自分の心の奥底にしまい込んでしまったコンプレックスなども大きいと思います。そのくらい私たちの心はとらわれやすく、こだわりやすく、ひっかかりやすいのです。

そのうえ、そのことがクセとなり、どんなことに対しても同じように執着しやすい回路ができてしまうのですから、困ったものです。

心が何かに執着すると集中力も発揮できず、集中できないから記憶もいい加減になってしまいます。「心今ここにあらざれば、見れども見えず、聞けども聞こえず」の上の空状態になることを分裂といいます。分裂していると大変疲れやすくなります。

よく私たちは「疲れた」と口にしますが、肉体的に疲労困憊《こんぱい》してしまうことというのは、日常生活においてはほとんどありません。疲れはむしろ、今やっていることに集中できなくて心が分裂し、エネルギーをムダ使いすることによって起きます。

特にいやいやながら何かをやっている人ほど疲労度が激しく、また病気や事故にも遭いやすいものです。義務感、やらされているという意識、止むを得ない感覚、仕方ない気持ち……こういった感情を持てば持つほど、疲れます。

「今ここを大切に生き切る」ことこそ、最も省エネでラクな考え方

現代では、どんなものでもほしいものを安易に手にすることができます。学校でも会社でも、ただ与えられたことさえこなしていればこと足りるので、ピンチに陥ることもなく、ハングリーになる機会も多くはありません。

しかし、人間は、ピンチに陥ってはじめて、必然的に物事に対する集中力も高まってきます。一方、満たされた生活や安楽な生活が続くと、どうしても意識のほうもピンボケのような状態になってしまいがちです。

私も15年間、会社員として働きましたから、その心情は痛いほどよくわかります。ストレスをため、病気になったのも、すべてこの心の持ち方、つまりいやいやながら、仕方なくするという分裂心が原因でした。

一流になれる人は、「一期一会」という心構えで生きています。**今の出会いが最後の出会いという気持ちで一瞬一瞬に全力を傾注すると、心がとてもスッキリし、ストレスのない人生がやってきます。**

どんなときもはじめてのような新鮮な気持ちで望み、また「これが最後」「これで見納め」という気持ちで物事に接することができたら、どんなにすばらしいでしょう。

毎日が感動の連続で、退屈したり、飽きたりすることは決してないと思います。

「**今ここを大切に生き切る**」――最も難しいようですが、これが最もエネルギーの消費の少ない、最もラクな心の使い方なのです。

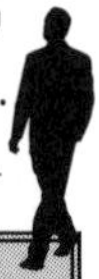

Point

どんなときも、はじめての気持ちをもって臨もう。

Mental care 14

仕事ができる人は、なぜ、一度決めたら迷わないのか？

一度やると決めたら、迷わずやる

「スピードラーニング」をご存知でしょうか。今や、押しも押されぬ地位を築いている英会話教材です。その開発者である私の友人、大谷登《おおたにのぼる》氏からスカウトされ、副社長としてこの「スピードラーニング」の立ち上げに参加したことがあります。

その当時の様子を知るからこそいえることですが、実にいろんな困難がありました。特に資金繰りです。どこの零細・中小企業もそうですが、どうにか会社を回そうと、いろんな商品を扱い、さまざまなことをやってきました。そして最後にたどり着いたのが「スピードラーニング」です。

大谷社長は、「この商材でいく」と決めてから、一切迷いませんでした。そして扱っていたいろんな商品や企画をすべてバッサリ切ったのです。まさに、一点集中。私が出会った方の中には、このようなタイプの人が多いように感じます。

ですが、決めたことを継続してやり続けるのは、至難の業。途中でくじけたり、迷ったりすることもしばしばです。

しかしたとえば、あなたが船長の立場だったらどうでしょう。船長が不安になって「舵がうまく働いているだろうか?」「壊れていないだろうか?」とすぐに舵を反対方向に切ったり、舵を離してしまったら、すぐに船は浮草のように、行く方知らずになってしまいます。

私がここで強調したいのは、いったん結果を出すことを決心したら、「大丈夫だろうか?」「ちゃんと結果は出せるだろうか?」などと、**不安感や恐怖感はいっさい持つな**ということ。あなたの中にある潜在意識は、もともとすばらしい力を持っています。ですから、**一度決めたら、信頼して任せてほしいのです**。

今までどんなケガをしても、多少のケガなら自然に治ってきたと思います。時間の経過とともに、気づかないうちに傷の修復が行なわれています。これは意識でなく「無意識」、つまり潜在意識が修復してくれたともいえるでしょう。これを「自然治癒力」といいます。しかも自然治癒力は、ぐっすり眠っているときや、病気やケガのことを忘れているときのほうが、働きやすいのです。

心地いい言葉だけを思い浮かべる

しかし、不安や恐怖というのは、一度持ってしまうと、なかなか消えません。

では、どうすればいいのでしょうか。

あなたにとって心地よいと思う言葉やイメージだけを思い浮かべるようにすればいいのです。

なぜなら、意識は、たった一つのことしか入れることができない小さな容器だからです。意識をいいことで満たすことができたら、よくないことが入る余地がないのです。

あなたがもし怒りっぽい上司のもとで仕事をしているのなら、「怒られたらどうしよう」と不安になると思います。これを今日から、「怒られたらそのときに考えよう！」と、前向きにとらえるのです。そうすることで、徐々に「何とかなる」という気持ちになってきます。ぜひ試してみてください。

Point

一度決めたら「うまくいく」と思い込もう。

Mental care 15

仕事ができる人は、なぜ、粘り強いのか？

行くべき方向をはっきり示す

ここまで一流の人の特徴をお伝えしてきましたが、どうしたら彼らのようになれるのでしょうか。そのカギの一つが「**粘り強さ**」です。

身についた習慣やクセはなかなか断ち難いものです。普通は意志の力で無理矢理断とうとすると、禁断症状すらあらわれるでしょう。

たとえばあなたが、ビール好きだとします。飲み過ぎはよくないとわかっていても、そう簡単にはやめられません。「太るからいけない」と思っても、ついつい飲みすぎてしまうのです。この「ついつい〇〇してしまう」というのが、潜在意識のパワーによるものです。

そのパワーは大きく、とてつもない力をもっています。

では、どうすれば変えられるのでしょうか。

それは、「**行くべき方向をはっきりと示すこと**」、そして「**決してその方向を変えずに進むこと**」。この2つだけでいいのです。

どんな巨艦も、舵を取り続ければ方向は変わる

船と船長の役割を思い浮かべてみるとわかりやすいと思います。

船長の役割は、エンジンを始動し、方向を示すこと。最初はスクリューを全回転してもなかなかスピードが出ませんが、やがて順調に航路に従って進みはじめます。

その航路を変えようとするとき、船長は向かいたい方向へ舵を切りますが、船のほうは、急には進路は変わりません。徐々に進路を変更します。この大きな慣性力を持

っているのが潜在意識といえます。これと同じように、いったん身についた悪い習慣やクセは、治そうと思ってもなかなか治すことが難しいわけです。

しかし、どんな巨艦でも方向を変えることができるように、**あきらめずに望ましい方向に粘り強く舵を切り続ければ、必ず変えることができます**。一流の人は、この粘り強さがハンパではありません。他の人が脱落しても、周りに何をいわれても、自分を信じて突き進みます。

あなたにもし「あの人みたいになりたい！」という人がいるのなら、その人のようにふるまってみてください。成功したいのなら成功者のふるまいをまねしてみる。パワフルになりたいならパワフルにふるまってみるのです。

まずはまねしてみることから、クセの治療は、はじまります。

Point

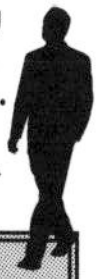

成功したいなら、成功している人のようにふるまおう。

Mental care 16

仕事ができる人は、なぜ、マイペースなのか?

他人の成果を気にするのは時間のムダ

私たちは日々、ストレスにさらされ、いろいろな問題に直面することを余儀なくされます。常に何らかの刺激にさらされながら生きているのです。

しかし、同じ刺激を受けながらも、人によって、その受け止め方が全然違います。打たれ強い人と弱い人がいるのです。

「対人関係からくるストレスが多いから、どこか人里離れた山奥へ隠れたい」という人がいます。しかし果たして、人っ子一人いない山奥で、しかも真っ暗な闇夜で過ごすことがどれだけストレスになるか想像してみてください。

何か問題をかかえ、ストレスを受けながら生きているのが人生なのです。ということは、どんなストレスを受けようとも、どんな環境にあろうとも、**適応力を高めていくこと以外に、健康で幸福な生活を送ることはできない**わけです。

では、どうすればいいのでしょうか？

簡単にいうと、**血液の質を高め、その循環をよくすること。そして、心の質もよくし、その循環もよくすること**です。

私たちは一人ひとり個性が違うように、健康法も一人ひとり違っています。その人にとって最も必要な刺激が、必要なタイミングで与えられたとき、病気は回復し、元気を取り戻します。

ストレスを受けると、周りの人が何も悩みのないように見えたり、「どうして自分だけ……」と思うこともあるかもしれませんが、うらやんで焦る必要はありません。

私も会社で働いているとき、自律神経失調症を治そうとすればするほど焦っていろいろな薬に手を出し、自滅していきました。

「成功者＝自分の人生を生きている人」と定義するなら、彼らは他の人が評価されていたり、結果を出していても、決して焦ることがありません。

他人を気にして病むのは、時間のムダ使いだとわかっているからです。

あなたはあなたの人生を進むべきです。他人をうらやむ前に、自分のペースはどんなペースなのか、どのくらいのスピードで進んでいけば、心が平穏でいられるのかを意識することが大切です。

Point

他人をうらやむ時間があったら、自分の時間をもっと大切にしよう。

Mental care 17

仕事ができる人は、なぜ、ノー天気なのか？

考え続けたことが脳に刻まれる

世の中にはどんなことでも「プラスに考える人」と、「マイナスに考える人」がいます。

泣いても笑っても、与えられた人生はたった一回です。この人生に勝利するのも敗北するのも、すべてその人の心がけ次第です。

脳にくり返し、くり返し入力されたことは、しっかりと記憶として刻まれます。これを「脳の可塑性《かそ》」と呼びます。可塑というのは、粘土をヘラかなにかで傷つけると、その傷が残る性質をいいます。いったんついた傷を、くり返し、くり返しヘラで傷をつけると、ますます傷は深く大きなものになっていきます。

そこで大脳に成功回路や健康回路ができた人は、幸せな人生を送ることができ、失敗回路や病的回路ができた人は、不幸に陥ることになります。

このように、私たちが何か一つのことにこだわって、そのことをくり返し考え続けると、そのことがしっかりと脳に刻まれることになります。

人が一日の間に思考する事柄は数万個ともいわれています。もしそれがマイナスのことばかりだったらどうでしょう。逃がれようにも逃れられない悲惨な状況に陥ってしまいます。

私の知り合いに、ご主人が出かけるときに必ず「行ってらっしゃい」と笑顔で送り出し、「お帰りなさい」と迎えている人がいました。

ところが心配性の彼女は、あるときから、「行ってらっしゃい」の代わりに「あなた顔色が悪いわよ」といいはじめました。

ご主人が帰ってくると、「どこか気分が悪くない？」。

翌日は「大丈夫？　昨日より顔色が悪いわよ」。

夕方にも「どこか具合が悪いんじゃない？」。

これを3週間くり返したところ、ご主人は本当に寝込んでしまいました。何度も浴びせられた暗示は、脳にしっかりと刻まれるのです。

一流の人は、このことを知っているので、**相手がダメになるような言葉は使いません**。部下が失敗しても「次はできるようになろう」。また失敗しても「よし、次は失敗しないようにするためにどうする？」といって意見を出させます。相手がやる気になるような場づくりを心掛けているのです。


ネガティブなことをいうのは簡単ですが、いった方もいわれた方も嫌な気持ちになり、気持ちいいものではありません。

ぜひ日頃から、前向きな言葉を心掛けてください。

Point

前向きな言葉は、人を前向きにする。

Mental care 18

仕事ができる人は、なぜ、薬に頼りすぎないのか？

一流の人は、薬を飲む「基準」を設けている

テレビを観ていると、10本に１本は薬のＣＭではないかというくらい、私たちの生活に薬は密着しています。

風邪をひいたといっては「薬」、頭痛がするといっては「薬」、便秘や下痢をしても「薬」……。「一億総薬漬け」といっても過言ではないようです。

もし医者にかかって、薬を出してもらわなければ、なんだか、やぶ医者にかかった

ような一種の不信感すら持ってしまうから不思議なものです。

また最近では、肩こりにも薬を服用する人がいるというから、驚きです。

一流の人は、薬に頼りません。

熱が出たときには早めに帰って温かいものを食べ、全力で治療に努めます。もちろんどうしても出席しなければならない会合やイベントがあるときは薬に頼りますが、**自分の中で薬を飲む基準を設け、むやみやたらに飲まないようにしているのです**。

私は薬を全否定しているわけではありません。ただ、「熱が出た＝薬を飲む」というように、安易に頼り過ぎるなといいたいのです。

薬害について、医療体制や製薬会社のせいにすることは簡単です。人間がつくったものであれば、いい点もあれば欠陥もあって当然です。国民健康保険制度にしても、どれだけ多くの人々がその恩恵をこうむったかわかりません。しかし今では安易に薬に頼る民族になってしまいました。

要は一人ひとりの意識の問題です。

自力で風邪を治す方法

軽い風邪なら自力で治すことです。

私たちは加工食品、さらには薬によって血を汚しています。病気は、この血の汚れに起因しています。

食べもので血を汚し、そしてイライラすることでさらに汚し、そして薬でもっとひどい血液にする――あなたは、こんな悪循環をくり返していませんか？

かつて私は1ヶ月に最低一回は風邪をひいていました。しかし大病を患ってから体質改善を行い、よほど無理をしなければ風邪などひかなくなりました。薬に頼っていたときと比べて、体調もとても良好です。そんな体験をしたからこそ、みなさんには、安易に薬などに頼るなということを改めて強調したいのです。

軽い風邪であれば、自分で治しましょう。身体を温め、体内の毒素を出し、新陳代謝を高めることに意識を注ぎましょう。

ちなみに私のオススメの方法は、少食多動、つまり食事は腹五分にして身体を動かすことです。そしてぬるめのお風呂に入って半身浴。汗が出るまで温まってぐっすり寝る。これが一番です。

Point

体温を上げ、血の巡りをよくすれば病気は治る。

Mental care 19

仕事ができる人は、なぜ、ストレスに強いのか？

絶望的なときこそ、希望を持つ心がけを

私たちの身体は、心の持ちように大きく左右されます。いくらいい自然食を食べても、運動を心がけていても、心配ばかりしていたのでは、大きな効果は期待できません。

「**体は病んでも心は病むな**」というのが正しいもののとらえ方・見方です。

会社員時代、営業として特約店を担当していたときのことです。海外勤務を経て数

年ぶりにある一社を訪ねました。すると、「やあ、見山さん、お元気ですか？」と、ある一人の男性から声をかけられたのです。その男性は、白髪というよりもほとんど髪が抜け落ち、まゆ毛まで白くなっていました。

あまりに親しくお声掛けいただいたものですから、私もついつい「すみません、どちら様ですか？」とたずねそびれ、「はいおかげさまで。（あなたも）お元気そうですね」などとその場を取りつくろったのです。

雑談を数分した後、その人が誰か確認がとれないまま、その場は終わってしまいました。

その後、私は懇意にしていたその人の上司であるN常務にこっそり尋ねました。

「すみません。今の方、どなたでしたっけ？」

すると常務は、こう答えました。

「Uさんだよ」

「えっ！」

飛び上がるほどビックリしました。というのも、私の記憶でUさんは、髪は黒々とし、若々しいイメージがあったからです。

「どうしてこんなことになったのですか？」とN常務にたずねたところ、「数年前、半導体が極端に不足し、納期のトラブルがひんぱんに起きたんだよ。彼は大手の顧客を担当し、毎日毎日、早朝から真夜中まで顧客より『生産ラインが止まる！　何とかしろ！　遅れたら損害賠償だ！』などと脅されてね」ということでした。その一週間の間に髪は抜け落ち、眉毛もまっ白になってしまったようなのです。

ストレスがこんなにも人の体をむしばむのかと痛切に思いました。

こういうときは、どんな食事をしても（というより食事ものどを通らなかったのでしょう）、どんな運動法をしてもダメだったと思います。

「いい心」とは安定した心です。不動心ということです。**不動心を持てば、いつでもどこでも明るく朗らかにいられる**わけです。

しかしこの不動心というのがなかなか難しいものです。私たちの心は消極的・否定的な方向に流れやすく、目の前に起きる現象にとらわれてしまい、一喜一憂してしまうからです。新興宗教やスピリチュアルなカルト教団に駆け込んだり、占いが流行し霊感グッズが売れ続けるのも、人間の心のどこかに何かにすがってでも心の安定を得たいという心理があるからなのでしょう。

私も仕事柄いろいろな方の相談に乗るのですが、まさかと思うような人が霊感商法にひっかかっていたり、方位や易占いなどに異常にこだわっていたりします。

人間の心というものは、本当に弱いものです。挫折体験のない優秀な人や成績がすべてだった人、頑張れば一人で何とかなってきた人は、一度崩れてしまうと、大変もろいものです。

生きていると、がんばってもどうしようもないことが応々にして発生します。そんなときに、**どんな心の態度をとるかによって、その後の運命が大きく変わってきます**。

体調がいいとき、あるいは順風満帆のときは、誰でも明るく積極的でいられますが、病気のときや失意のどん底にいるときは、明るい気持ちを持ってはいられません。しかし、そんなときこそ、希望を失わないでいることが大切です。**一流の人は、酸いも甘いも経験しているからこそ、一つひとつの結果に左右されない強い気持ちを持っている**ともいえます。

ストレスに強くなりたいなら、なりたい自分を明確にしよう

みなさんがもし、ストレスにも強い気持ちを持ちたいのなら、まずは「**なりたい自分」を明確にすること**です。そして、何事も前向きに考えるクセをつけることです。先ほども少し触れましたが、人は何かを意識しているうちにそれが「クセ」になり、「習慣」へと変わっていきます。

ガンを宣告されて「ああ、もう自分はだめだ」と、失意と落胆のうちに短期間で亡くなる人もいれば、「よし、絶対に負けるものか！　必ず治してみせる」と、希望と勇気をもって、その後の人生態度を一変するうちに、気がついてみたらガンが自然に消えていたという人もいます。

５００万円の借金で首をくくってしまう人もいれば、何億円と借金をかかえても平気な人もいるものです。

すべて、**現象よりもあなたの受け止め方次第**です。

消極的・悲観的な人は、神経が過敏になっています。神経が過敏であればあるほど、

この世を生きていくのがつらく苦しく、小さなことでもビクビクし、災難ずくめの人生を送ってしまいます。

楽観的になりたいのなら、楽観的な人の考え方をまず思い浮かべてみること。そこからあなたの人生を変える一歩がはじまります。

Point

楽観的になりたいなら、楽観的な人の考え方をまねてみよう。

Exercise

第3章

仕事ができる人の「身体の使い方」

仕事ができる人は、なぜ、薄着なのか？

バイタリティのある人にコートはいらない

先日、ある知り合いの方にお会いしたら、冬なのにコートを着ていません。「お元気ですね！」とお伝えしたところ、「心が燃えていますから」の一言。

実はバイタリティにあふれている人ほど、薄着だったりします。

なぜだと思いますか？

バイタリティのある人は、細胞のすみずみまで健康な血が行きわたっています。爪の先まできちんと血が行きわたっており、体温が保たれているので、重ね着が必要ないのです。見るからにエネルギーに満ちていて、こちらまで元気になってきます。

その血液循環に一役買うのが、浴と動、すなわち、皮膚の鍛練と運動です。「皮膚は内臓のあらわれ」といわれるくらい、私たちの皮膚は内臓の働きと関係しています。つまり**皮膚を鍛えれば鍛えるほど、内臓の働きがよくなるのです。**

「薄着」が皮膚を強くする

ではどのようにして皮膚を鍛えるのでしょうか。

その前に、皮膚は排泄器官であるということを知ってほしいと思います。皮膚には、体内にたまった不要なものを、アカや汗として出す働きがあります。ですから、いつも清潔にしておくことが大切です。

肌は、皮脂腺が正常に働いていれば適当に潤いのあるしっとりした肌になるのですが、外から油分をクリームなどで補うと皮脂腺が退化し、クリームなしではいられない肌になってしまいます。しかも石油からつくられた化学物質が、常時皮膚を通して侵入してくることは、皮膚を老化させるばかりか、内臓を痛めることすらあるのです。

アトピー性皮膚炎で苦しむ人が、副腎皮質ホルモン・別名ステロイドホルモンをよく効く薬だからといって塗り続け、表面が象の肌のようになる強皮症になったり、視力を失なったり、リウマチや膠原《こうげん》病などの種々の障害をも引き起こしています。これらの事実を目の当たりにしたとき、ただ単に「皮膚に何かを塗るくらいのことは、大したことない」という安易な考えは、捨てたほうがいいのではないかと思います。

最近ではメンズコスメも種類が増え、男性でも化粧水や保湿クリームを塗る人が増えていますが、本来は自然に任せ、強い皮膚をつくることが大切です。

その**皮膚を鍛えるために最もオススメな方法は、薄着をすること**です。暖衣飽食こそ私たちの命の力を弱める道。あまり無理をする必要はありませんが、できれば今まで着ていたものより一枚程度薄くするといいと思います。

最高の健康法は、無理なく日々の生活の中でできることをすることです。少しずつ実践してみてください。

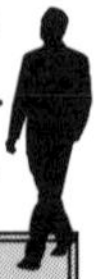

Point

ときには衣服を一着減らし、強い皮膚づくりをしよう。

Exercise 21

仕事ができる人は、なぜ、風邪を引かないのか？

「水浴び」が身体本来の力を引き出す

会社員として15年間働いた経験から改めて感じるのは、**会社で成果を出している人ほど、休まない**ということです。大した働きをしていない人ほどすぐ休み、活躍している人ほど休まず、毎日会社に来ます。

この違いは何だと思いますか？

それは、**仕事とプライベートのオンとオフのメリハリをつけていること、自分なり**

の健康法を身につけているからだと思います。

以前は私も月に1～2回は風邪をひいていましたが、1ヶ月近くの断食修行を終えてからは、冬でもコートなしで生活できるほど、みるみる元気になりました。「あること」を実践したからです。

その「あること」とは、水浴びです。お風呂上がりに水を浴び、身体本来の力を引き出すようにしているのです。

私は真冬でもお風呂上がりに水浴びを行なっていますが、とてもいいものです。命の働きには、「陰と陽の刺激を交互に与えるとぐんぐん強くなる」という法則があります。ですから、お風呂上がりの体がゆるんでいるときに冷たいシャワーを浴びると、汗腺がキュッと締まります。そして、温まった身体の熱を逃さないようにしてくれるのです。

といっても、いきなり無理をする必要はありません。今まで水浴びをしたことのない人がいきなり浴びても、体がビックリしてしまいます。

冬からはじめるのが無理なら、暑い夏からはじめ、徐々に慣らしていくという方法もあります。

サウナと水風呂の交互入浴という温冷浴も、皮膚マッサージには大変いいものです。

また、乾布摩擦・冷水摩擦も、オススメです。入浴前あるいは風呂上がりなどに、ほんの数分、時間を割くだけでできるため、忙しい人にはもってこいです。特にぜんそくもちなら、乾布摩擦は効き目があるといえるでしょう。

とはいえ、無理は禁物です。いろいろ試しながら、身体が快く感じるやり方を見つけてほしいと思います。

Point

風呂上がりの水浴びが、皮膚を強くする。

仕事ができる人は、なぜ、頭が空っぽなのか？

頭が空っぽの人ほど自然治癒力が高い

先ほど、人間の体には本来、自然治癒力があることをお伝えしました。

では自然治癒力が高い人というのはどういう人かというと、頭がクールで足が温かい人です。**私たちの身体は、頭脳が最も休まっているとき（つまりクールダウンしているとき）には、手足の先まで血液が循環して、温かくなるのです。**

たとえば前の晩にどんなに寒くても、ぐっすり眠った翌朝は、起きたときも手や足の先までポカポカして温かいものです。

一方、考えごとをして一日中眠れなかった日の翌朝は、起きても頭だけが冴えていて手足は冷たいのです。

頭は、空っぽにしていればいるほど自然治癒力が働き、血液の循環やホルモンのバランスも整ってくるのです。

「寝る子は育つ」というのはまさにこのことです。

また、考えすぎの人、神経を使いすぎる人、その結果、不眠まで引き起こしている人は、ケガや病気の治りも遅いものです。

「頭寒足熱《ずかんそくねつ》」という言葉は、大自然の真理を教えてくれています。大自然の真理とは、二つの異なったエネルギーの調和です。

陰と陽、プラスとマイナス、北と南、精神と肉体、男と女、火と水など……。

たとえば火と水は、お互いにけんかをすれば打ち消し合うのですが、協力し合えば水蒸気というとてつもないエネルギーを生み出します。世界の産業構造を一変させた産業革命も、ジェームズ・ワットのこの水蒸気の力の発見によってなされました。

この火と水で頭寒足熱を説明すると、私たちの頭は水のようにクールで、下半身は火のように温かいのが理想ということです。

会社で働いていると、いろいろ気をもむこともありますし、穏やかな気分でいられないこともしょっちゅうだと思います。ですが、夜眠るときだけは、あなたがリラックスできる音楽を聴いたり、快眠グッズを買って心地よい状態をつくることが大切です。そして頭の中を空っぽにすること。そうそう。寝る前に39度くらいのぬるめのお風呂に15分以上、半身浴を行なうことも大変効果的です。

そうすることで、少しずつ、身体が温まっていきます。身体が温まると、イライラも減り、余裕を持って考えられるようになってきます。ぜひお試しください。

Point

寝る前には、ぬるま湯の半身浴をしよう。

Exercise 23

仕事ができる人は、なぜ、ジムに行かないのか？

通勤しながら体を鍛える方法

１００歳を過ぎた今もなお元気な聖路加《せいるか》国際大学の理事長、日野原重明《ひのはらしげあき》先生と飛行機で隣り合わせになったことがあります。

健康法のコツを尋ねたら、「絶対エスカレーターに乗らない」とのこと。「疲れきった若い人を尻目に、トントントンと階段を駆け上がり、さっそうと追い越していくことは、快感です」と子どものように話していました。

ここ数年、ランニングに興じる人が増えています。

それは先ほど挙げた日野原先生のように、しんどいことを乗り越えることでしか人は大きくなれないということを本能で知っているからかもしれません。

走ることで体力がつき、働くのに必要なエネルギーがわいてきます。呼吸を意識的に行なうことによって、酸素が多く取り入れられ、病気にかかりにくい身体になるのです。

活動のエネルギーは呼吸から

現代人は、たんぱく質、脂肪、炭水化物といわれる三大栄養素をとり過ぎ、ビタミン・ミネラルなど微量栄養素が不足していることは前にも述べました。いわば、車のガソリンは十分なのに、オイルが足りないといった状態です。

車をうまく走らせるためには、質のいいガソリンが不可欠です。そして、ガソリンを完全燃焼させてその爆発力を得るためには、十分な酸素が必要です。

つまり、人でいえば**質のいいガソリンが「いい食事」であり、その食事を完全に燃**

やして活動のエネルギーとするのは「呼吸」なのです。

呼吸は身体を動かせば動かすほど深くなり、新鮮な酸素を多くとり入れることが可能になります。その点からいえば、ランニングやダンス、エアロビクス、スイミングなどの有酸素運動はとても効果的です。

疲れやすさは、免疫力の低下と関係があります。**ふだんから身体を動かす習慣がついていないから、いざというときでも、すぐ息が切れてしまうのです**。

一部の栄養素が不足し、酸素が不足しても、いきなり死んでしまうことはありませんが、何となく疲れやすくなり、病気に対する抵抗力がなくなり、風邪やインフルエンザにかかりやすくなったりします。また、生活習慣病にじわじわかかってしまい、ある日突然心臓や脳血管の障害によりポックリ逝ってしまう人も出てきます。

体内の循環をよくするためにも、まずは身体を動かすことからはじめましょう。

Point

エスカレーターよりも、階段を使えばジム不要。

仕事ができる人は、なぜ、リラックスしているのか？

ストレスは、欲求不満のあらわれ

あなたは、うれしいとき「うれしい！」といっていますか。イライラしているとき、「あー、イライラする！」とストレートに表現していますか。

大人になると、だんだんと感情を押し殺すようになります。ところが、好き嫌いの感情や、快・不快の本能のエネルギーはとてつもなく大きく、そう簡単に抑えつけられるものではありません。

酒やタバコ、あるいは麻薬や賭け事などが人間社会からなくならないのは、私たち人間の心の中に、満たされない感情や本能が充満しているからです。いわゆる「欲求不満」です。つまり、酒やタバコはそういったエネルギーのはけ口として存在しているのです。

夏目漱石の小説「草枕」の冒頭に、「智に働けば角が立つ。情に棹《さお》させば流される。兎角《とかく》に人世は住みにくい」という一節があります。

私たちは人と一緒にいるかぎり、感情や本能を押し殺し、ストレスをためながら生きていかねばなりません。こういったストレスが、いつの間にか身体をむしばんでしまうのです。

脳は、脳幹を通して背骨と一体となっています。どこまでが脳で、どこまでが背骨かわからないわけで、むしろ背骨の一部が脳であるといったほうがいいかもしれません。

他人の思惑を気にしながら生きたり、好きでもない仕事を嫌々ながら行なったり、苦手な人間関係の中で生きていかねばならないとき、脳の中枢近くの脳幹は常に緊張気味となっています。みずみずしさを失って固く硬直し、自律神経の働きが鈍くなっているのです。

正確には、常時、交感神経優位の状態になっているともいえます。そしてこの交感神経は、血管をグルグル巻きにしてギュッと縮めつけてしまい、たちまち血行不良を引き起こします。そうすると肩がこったり、便秘や下痢をしたり、頭がのぼせたり、眠れなくなったり、手足が冷えたりします。

長びくと、胃潰瘍や十二指腸潰瘍をはじめとする、種々の身体の病気を引き起こすか、うつ、ノイローゼなどの精神的な病気に陥るのです。つまり、脳、脳幹のオーバーストレスが、病の原因ともいえるのです。

その証拠に、ストレスがたまると脳幹に近い肩や首がこってくると思います。そのストレスをもみほぐし、消滅させるのが、ヨガのようなスロー運動です。

ストレスを発散させるセルフトレーニング

ヨガの体操では、身体をねじったり、曲げたり反らせたりして、背骨をよく刺激しますが、これは脳幹に直接刺激を与えているのです。「脳」というハードウェアに直接アプローチする大脳活性化の優れた方法です。身体をねじったり曲げたりした後は、必ずくつろぎのポーズをとります。「何にも考えない」「何にも思わない」で心と身体を

図2 自律訓練法

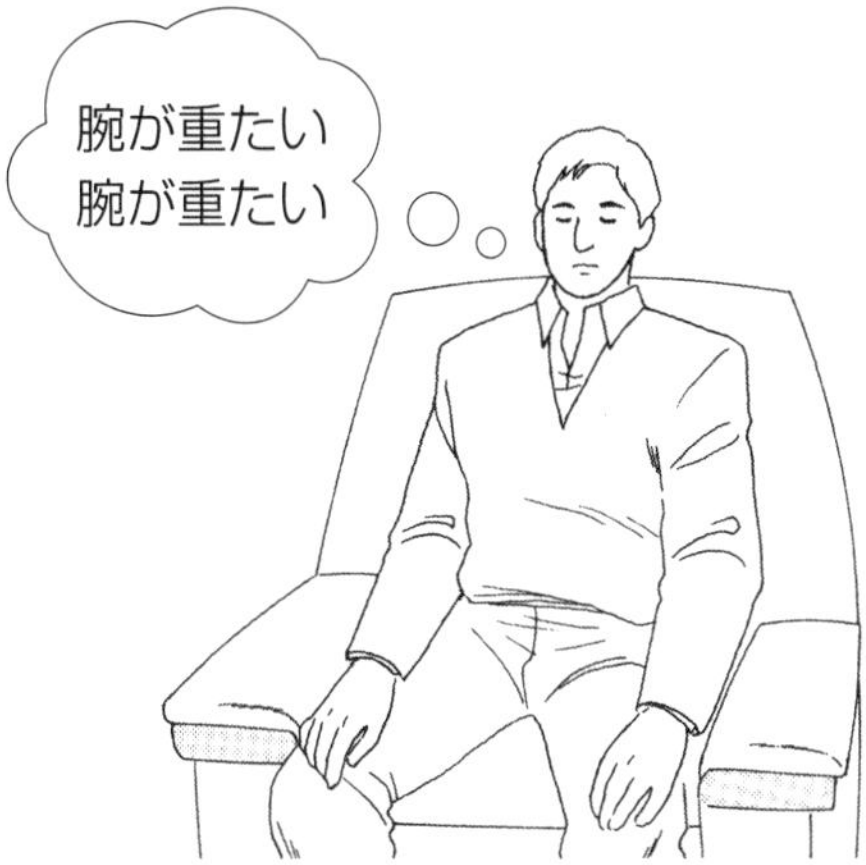

リラックスさせます。これをくり返すことで、脳内に蓄積されるストレスを発散するわけです。

このヨガからヒントを得て、ドイツのシュルツという人が、ストレスを発散させる簡便な方法を思いつきました。「自律訓練法」と呼ばれています。

まず、ゆったりした気持ちでイスに腰をかけるか、横になります。

目をつぶって深呼吸を2～3回行い、利き腕から順に「腕が重たい」「腕が重たい」と腕がずっしりと重くなってきたことをイメージします。

これを2～3週間わずかな時間を見つけてコツコツ練習すると、本当に手が重たくなるのを感じられると思います。

この重たい感じをつかむ練習法を「重感法《じゅうかんほう》」といいます。重感法が両手足にできるようになったら、次は両手がポカポカと温かくなるイメージを練習する温感法をマスターします。

リラックスしていると、自律神経が整い、血液の循環がよくなってきます。そうすると、両手や両足がぽかぽかと温かくなってきます。

自律訓練法は、このリラックス状態を先取りし、自分の手や足先が重たくなって温かくなったことを先にイメージするものです。

リラックスし、脳がくつろいだ状態になると、脳の自律性が解放されます。すると、脳に知らず知らずのうちに蓄えられたストレスが、いつの間にか消えていきます。ちょうどビールの泡を放っておくと、気泡となって消えていくようなイメージです。

私たちの生命の力(気力・体力・知力)を生み出すエネルギーの源は内臓です。その内臓のコントロールセンターである脳を安定させ、自律神経を整えることによって、あなたは見違えるほどエネルギーが満ちてくることでしょう。

仕事ができる人は、このリラックスした状態をつくり出すのが得意です。あなたの周りに尊敬できる人がいたら、ぜひその人がどんなやり方をしているか、観察したり、聞いてみると、ヒントが見つかるかもしれません。

Point

リラックスすると、ストレスがいつの間にか消えていく。

Exercise 25

仕事ができる人は、なぜ、鼻息が荒いのか？

呼吸を制する者は健康を制する

私は人が好きで、よく相手を質問攻めにします。イキイキとしている人がいると、参考のために肺活量も聞くことがあります。**成功している人には、鼻息が荒い人が多いから**です。イキイキしている人の肺活量は、そうでない人に比べて数字がまったく違います。呼吸がきちんとできているから、自ずと肺活量も多くなるのでしょう。

当たり前ですが、生きている間、内臓が活動を止めることはありません。意識していなくても、最低限の働きをしてくれます。

しかし、内蔵の中にたった一つだけ、意識的に動かせるものがあります。それは「肺」です。肺は呼吸をつかさどっています。私たちは意識的に呼吸し、肺を動かすこ

図３ 呼吸が持つ意味

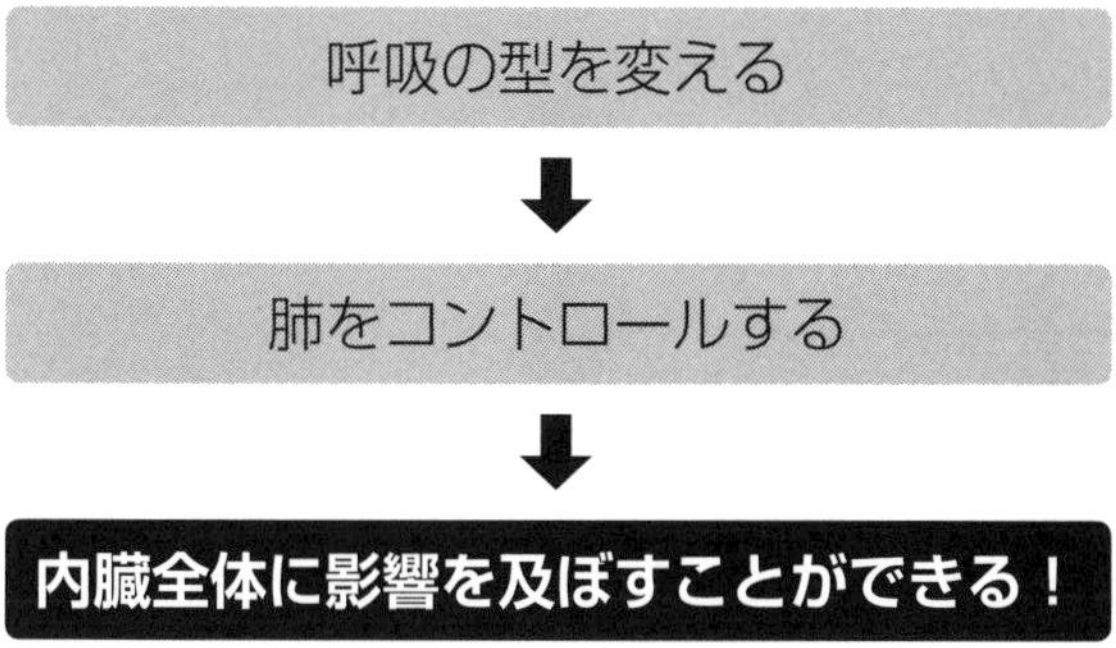
呼吸の型を変える
肺をコントロールする
内臓全体に影響を及ぼすことができる！

ともできるのです。「呼吸は、私たちの意識と無意識を結ぶ重要なカギ」なのです。もっといえば、**呼吸を通して肺につながる自律神経も操ることができます**。

　また、肺は肺で単独で勝手に動いているのではなく、内臓全部が適度なタイミングで協調しながら動いています。

　つまり内臓を動かそうと思ってもうまくいきませんが、肺をコントロールすることによって、間接的に、それにつながる内臓全体に影響を及ぼすこともできるのです。

　先ほど、消極的な人、悲観的な人は、神経過敏であるといいました。そういう人は事故にも遭いやすく、病気がちでもあります。

ここでいう神経というのは、自律神経のことです。その証拠に、神経過敏な人がかかる病気のことを自律神経失調症といいます。神経過敏な性格を改善し、自律神経を強くする方法は、呼吸の他にはないわけです。

裏を返せば、**呼吸の型を変えることで自律神経を整え、内臓の働きをスムーズに行なうことができる**ともいえます。

少々のことで動じない人のことを「神経が図太い人」といいますが、図太い神経は、呼吸を変えることでつくることができるのです。

意識して息をゆっくり、長く吐くと、自然に吸う息も深くなります。この動作を意識して行なうようにすることで、内臓の働きを少しずつ変えることができるのです。

「夜遅くに食べて胃がもたれる」「飲みすぎて翌日仕事にならない」といったあなたの悩みが、呼吸によってコントロールできるとしたら……しない手はないでしょう。

Point

内臓のはたらきを変えるには、まず呼吸を正そう。

Exercise 26

仕事ができる人は、なぜ、断食をするのか？

極限状態まで内臓を追い込むと、本来の力が甦る

第1章で、一流の人は空腹を楽しむという話をしましたが、**食癖を治す一番の近道は、思い切って断食を行なうこと（ファスティング）**です。**極限状態まで空腹になることで、動物としての本来の欲求が蘇ります**。調味料や保存料がいかにまずく、口に合わないものかわかってきます。

私は具合が悪いとき、家内がつくってくれた味噌汁を食べたくないと避けていましたが、断食した後、本当においしく感じられるようになりました。

　正しい断食は、断食断心行法《だんじきだんしんぎょうほう》ともいいます。続けることで邪念、雑念がなくなり、自分が望む本当の想いを知ることができます。また宿便が取れることによって、体内の毒素も排泄してくれます。いわゆるデトックス効果もあり、いらないものが体内から出ていくのを感じることができます。

　私が知る経営者の中には、定期的に断食を行なっている人もいるくらいです。


　食欲は、人間の理性・感情・本能の中で最もパワーの強い本能です。その**食を断ってみることで、私たちの中にある望ましくないもの（食癖だけとは限りません）を断ち、捨てて離れることができるのです**。

　今まで長年にわたって習慣化していたものはなかなか断ち難く、断ったとしても禁断症状に苦しむことになります。しかしこの苦しさに耐えて乗り越えなければ悪癖が修正されないことも事実です。

　人間というのは、よほど切羽詰まらないと容易に今までの習慣を変えようとしません。むしろ切羽詰まっても、自分を変えようなんて考えもしないで、何かにすがろうとする傾向にあります。たとえば医者や薬、あるいは宗教などがそれにあたります。

私の経験から断言できることは、**自分で自分を変えようとしないかぎり、健康も運命も決して変えることはできないという事実**です。そういう意味で、切羽詰まったとき、「断食をしようか」などと思いついた人は幸運な人です。なぜなら食欲という強烈なパワーを持つ本能をコントロールしようとすること自体がすごいことですから。

そして断食に成功したら大いに自信が持てます。そんな強烈なパワーを持つ食欲という怪物を、征服できたのですから。つまりそれは「自己コントロール」というマスターキーを手に入れ、自由自在に自分の人生を操るコツをつかんだともいえます。

ただ断食は、最初は専門家の指導のもとで行なうことをオススメします。なぜなら本能のパワーは、想像以上に強大だからです。

もし断食に抵抗があるようでしたら、日常の生活の中で悪い食癖を改善するにはどうするかということをお話ししましょう。

それはとても簡単なことです。

今まで自分が嫌いだと思っていた食べものにチャレンジすることです。嫌いなものをリストアップし、自分の好きなものと組み合わせてトライするなど工夫しましょう。

たとえば、ブロッコリーが嫌いで、チーズが好きだとしたら、ブロッコリーを好きなチーズに巻いて食べるといったことです。そうしているうちに、だんだん好きになってきます。多くの偏食家を見ていたら、そのほとんどが「食わず嫌い」です。自分のおじいちゃんが「ネギなんてまずくて食えたもんじゃない」と口癖でいっていたので、本人もネギ嫌いになってしまったという人を知っています。

いろいろ工夫をしながら、少量でもいいので、最低3ヶ月は食べ続けてみることです。そうすれば体質改善が間違いなく起き、3ヶ月後には身体の変化を発見しているでしょう。

Point

ファスティングは、悪い食癖を改善する第一歩。

Exercise 27

仕事ができる人は、なぜ、いつもポジティブなのか？

「楽しみながらやる」に勝る薬はない

私が断食をするきっかけになったのは、世界的に有名なヨガの大家・沖正弘《おきまさひろ》師が主宰している沖ヨガ道場でした。

冒頭でも書きましたが、私はかつて、自律神経失調症になりました。ありとあらゆる薬に手を出し、それでも治らない……そんなとき、わらをもすがる思いで道場を訪ねたのです。そしてまずは、25日間にわたる断食をはじめました。師の著書の中に「断食は、起死回生の妙法」という言葉があったからです。まさに命がけでした。

このときはとにかく救われたいという一心で挑戦したのですが、後から知ったことは、脳波が乱れているときの断食は大変危険であるということでした。不安な気持ちを抱いて食を断つということは、自殺行為に等しいものです。

実際、断食後の反動が大変でした。それでなくても道場は修業が厳しく、寒さもまなりません。そこに加えて断食による「飢え」という三重ショックで、ノイローゼになってしまったのです。あれだけ食欲のなかった私が、道場から帰ってきてからというもの、異常な食欲に襲われ、頭の中は食べることばかり。強度の強迫観念症になってしまったのです。

「断食でも何でも、楽しみながら希望をもちながらやる」のが鉄則。

人間には、いろいろなことを想像できる、大脳というすばらしい機能が与えられています。使いこなしている人は希望を持って何でも取り組むため、いい結果が生まれやすいです。一方、悪いことを想像しがちな人は、能力が高くても、自然と悪い結果を引き寄せてしまいます。ますます今後のことが心配になり、脳を安静にさせることができなくなってしまいます。

脳の指令は、脊椎を通っている神経を通し、内臓の働きをコントロールしています。いわば、脳は内臓の中枢。ですから脳波が乱れると、どうしても神経の働きも狂い、内臓の働きも弱り、生命力（気力・体力・知力）も衰えて、健康も幸福も、そして運気すらも悪くしてしまいます。

気分が下がるのはやむを得ません。会社で働いていると、嫌なこともしばしばあることでしょう。そんなときこそ、夜寝る前に、心配と決別する決心をすることです。どんなことがあっても、ぐっすり眠るクセをつければしめたもの。翌朝には気分を一新して再出発することができます。その積み重ねによって、人生は少しずつ好転しはじめるのです。

Point

寝る前は、楽しいことを考えて心配と決別しよう。

Exercise 28

仕事ができる人は、なぜ、情熱的なのか？

夢や願望が叶う3つのキーワード

毎年5月頃になると「やる気が出ない」という社会人が増えますが、それはなぜでしょうか。

そもそも行動の原動力は「心」にあります。私たちは、自分で何かをしようと心に思い描くからこそ行動に移せ、結果を得ることができるのです。

心の三元素といわれるものに、知・情・意があります。つまり、知性・情熱・意志です。**クールで緻密な知性、燃えるような情熱、断固とした意志――この三つがうまくかみ合ってこそ、夢や願望が実現するわけです**。

この知・情・意は、哲学的な概念だけではありません。

図４　丹田の位置

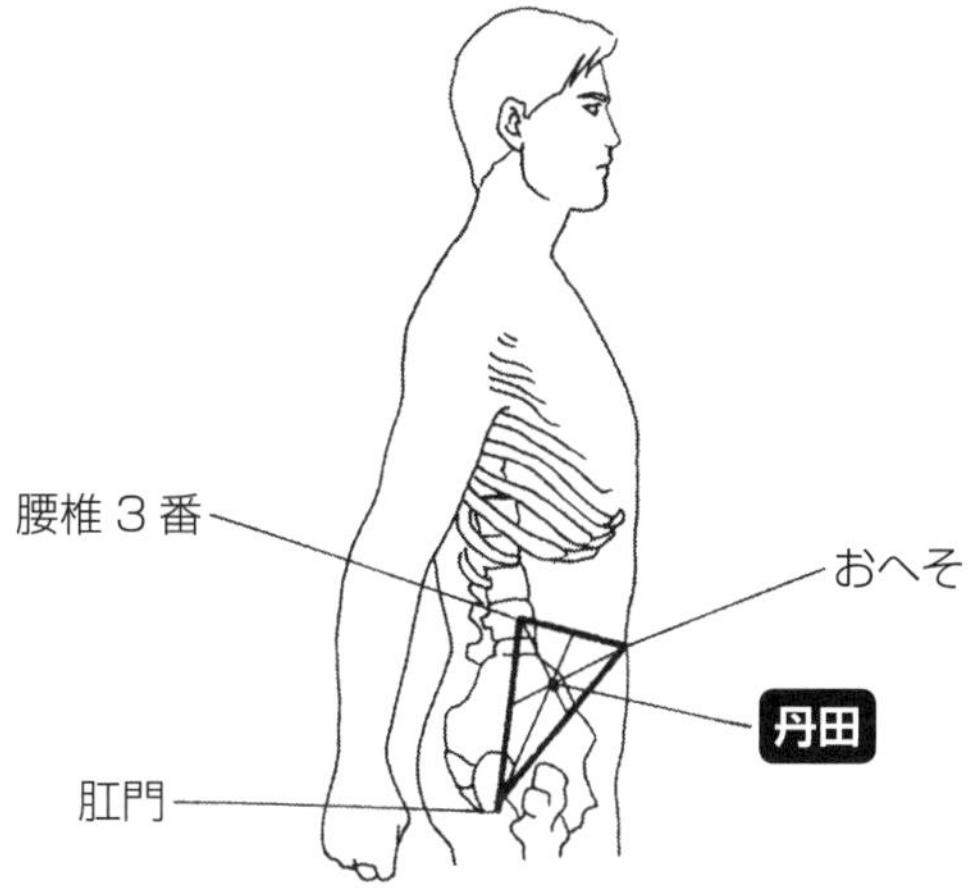

知は頭、情は胸、意は肚《はら》（丹田《たんでん》ともいいます）と密接に関係しています。つまり心は、頭と胸と下腹部から成り立っているのです。

何か考えたりするときは頭を使っている感じがし、情熱的になると胸が熱くなります。恋をすると、胸がしめつけられる感じがあります。何か決心するときには、「肚をくくる」というたとえのとおり、下腹に力が入ります。

この三つの心がスムーズに働くためには、頭はクールで、手足が温かい、という状態が必要です。

ちょうど水のいっぱい入ったやかんがコ

ンロの上にのっていることをイメージしてください。火に水をかけると消えてしまうように、火と水は相容れないものです。しかし、やかんの水をコンロにかけると、互いに協力し合ってお湯となり、やがて水蒸気を発生します。

頭がクールで、水の冷たさを持っていると、冷気は上から下に下がってきます。また、下半身が温かくて火のようだと、だんだん熱気は下から上に上がってきます。頭から下がってきた冷気と、下半身から上がってきた熱気が、胸のところで出会い、水蒸気のように爆発し、あふれるような情熱が湧いてきます。

ところが、その反対だとどうでしょう。頭がカッカして熱く手足が冷たい状態のときは頭が火、そして足が水の状態です。頭ののぼせた熱気は上昇し、手足の冷たい冷気は下降して、双方の気が分離してしまい、合流して爆発するチャンスがありません。

私もこれまで多くの方にお会いしましたが、元気のない方は、間違いなく頭が熱っぽく、肩や首が凝っていて、下半身は冷えてどうしようもない傾向にあります。これが重症になるとノイローゼになります。そういう方は、燃えることができない、あるいは情熱を持つことができないと訴えてきます。胸で水と火のエネルギーが合流できないから、しかたがありません（だからノイローゼのことを失感情症とも呼ぶのです）。

動くときはすべて「丹田」を中心に考える

では、どうするかです。

それは、肚を鍛えることです。

世界に類のない明治維新という大偉業は、20歳前後の若者によって成し遂げられました。それは、やはり少年時代の剣の修行や坐禅の修行による〝肚の教育〟に負うところが多いのではないでしょうか。

おへその下あたりのことを「丹田《たんでん》」といいます。１２７ページにある図４のように、丹田は、へその下三寸（約９センチ）の場所にあるとされています。ここは、ヨガでは、気が集まるとされる場所です。

身体の最も理想的な使い方は、この丹田を中心としたものです。何を行なうにも下腹に意識を込めて行なうようにするのです。

たとえば物を担ぐとき、この丹田に力を入れて担ぐようにします。手だけで担ごうとするとギックリ腰になりますが、ひざを曲げてしっかり腰を入れて肚で担ぐつもりで物を持ち上げると、体がバランスよく使われるため、その行為そのものが健康法になります。

物を書くときも、はしを持つときも、歩くときも、走るときも、丹田に意識を置き、丹田を中心に行なうと、それがそのままで健康法になるのです。

ですから、頭をクールに、そして足を温かくするためには、どんな動作をするときも、まずは丹田に意識を集中させて行なうこと。その結果、何事をするにも全身を使って行なうことになり、偏った身体の使い方から脱却できるのです。

Point

物を担ぐときは、丹田に集中して行なうクセをつけよう。

Exercise 29

仕事ができる人は、なぜ、姿勢がいいのか？

あなたの「そのクセ」が骨をねじっている

よく利き手は右手なのに、たまに左手でペンを持っている人やバッグを持つ手をしょっちゅう変えている人がいます。これは、健康の観点からすると、大正解といえます。脳は、同じことを毎日くり返し行なっていると、それが習慣やクセとなってしまいます。それが〝いいクセ〟ならいいのですが、〝望ましくないクセ〟の場合、身体に害を及ぼします。しかも毎日同じ刺激だと、脳も発達しなくなります。

日頃していない動作……たとえば逆立ちをしたり、後ろ歩きしたり、裏筋肉を伸ばす運動をすることによって、日頃使っていない脳の回路が刺激され、頭がぐんぐんよくなるばかりか、体調もみちがえるようによくなっていくのです。

スポーツ選手が短命だといわれるのは、身体を、くり返し高度に、また専門的に酷使してしまうからです。

テニスプレイヤーは、利き腕のほうがはるかに長くなっています。ゴルフや野球のスイングにしても、同じ方向に何度もねじる練習をしますから、背骨がどうしてもねじれてしまいます。素人ゴルファーに多い腰痛や、アマテニスプレイヤーに多い「テニスひじ」とか「テニス肩」といわれるものは、この偏った身体の使い方からきています。あのタイガー・ウッズも腰痛に悩んでいるといいます。

スポーツという特別な世界でなくても、私たちは無意識に、偏った身体の使い方をしており、知らず知らずのうちに前かがみになっていたり、背骨がゆがんだり、ねじれたままの状態になっています。

特に内臓に悪影響を及ぼすのが、背中をまるめてしまうクセです。腰をしっかり立てるということを、子どもたちに徹底的にやらせただけで、学内暴力や非行がなくなったという例すらあります。

また精神的な障害を持っている子どもは、体がゆがんでいることが多く、そのゆがみを修正しただけで知能指数がぐんと上がった例もあります。

私たちの身体は本来、そういったゆがみやねじれを自分自身で修正する力を備えているのですが、加齢や食の乱れ、誤った呼吸方法により生命力が低くなり、自ら治しにくくしてしまっているのです。

自力で身体のゆがみやねじれを治す方法

ではもともと私たちに備わっている修正能力を高めるために最も効果的な方法は、何でしょうか。

それは、「**日頃やっていない動作を意識的にやってみること**」です。

つまり日常の生活の中で、ときどき、反対の刺激を与えてあげることです。前かがみの姿勢が続く人は、折にふれて身体を後ろに反らせたり、空を見上げて星を観察したりするといいでしょう。

右手ばかり使って疲れたら、左手を同じように使ってみます。この左手を使う練習をレフトハンドトレーニングといい、潜在能力開発のためにはとても有効です。左手は私たちの直感力やインスピレーションととても関係の深い右脳とつながっているからです。

歩きはじめるときに無意識に踏み出していた第一歩を、反対の足に変えてみるのもいいでしょう。後ろ歩きや、後ろジョギングもオススメです。

肩からかけるタイプのカバンを使っている人は、10分ごとにかける肩を変えるなど、変化をつけるといいと思います。

あなたが楽しんでやれる方法を見つけ、ぜひやってみてください。

Point

カバンの持ち手を意識的に変え、ゆがみやねじれの修正をしよう。

Exercise 30

仕事ができる人は、なぜ、寝相が悪いのか？

寝返りは身体のクセを治す自然運動

現代人に特に多い肩こり、腰痛、便秘、肥満が起こる原因の一つに、身体の使い方の誤りがあります。何らかの変なクセが身について、それが積み重なって症状にあわれている可能性があるのです。

背骨には全神経が集まっており、また骨盤には生殖器をはじめとする大切な臓器がいっぱいつまっています。それが狂ったりゆがんだりしていると、身体にいいはずはありません。それらを修正すると、たちどころに万病が治るというのも一理あります。まずは、誤った身体の使い方をしていないか、クセを探し、治すことです。足を組むクセがないか、猫背になっていないか、あごの下に肘をつくクセはないか……。自らゆがむ原因になることをしていないか、探してみるのです。

生命力が強い人は、ゆがみやねじれがあっても、身体がひとりでに修正してくれます。たとえば眠っているときの寝返りや〝のび〟、〝あくび〟がそれにあたります。ですから、生命力の強い人ほど、寝相が悪いとよくいわれます。**寝返りというのは、自然の修正運動なのです**。

もし寝るときの姿勢と起きたときの姿勢がまったく一緒なら、これはもう棺桶に足を一歩つっこんだも同然といえます。

では、自然の修正運動が起きるようにするには、どうすればいいでしょうか?

それは、**日頃から身体が喜ぶことをしてあげること**です。

私のヨガ道場では、自分の身体の奥にある声に従って、のびのびと気持ちよくなる運動をやるようにしています。これを「本能体操」と名づけています。

たとえば、のびやあくびなどの自然運動、本能運動からヒントを得た動きです。「○

〇〇のポーズを何秒やらねばならない」「□□の動作を何回くり返す」とか、そんな制限は設けていません。「〇〇せねばならない」と思うと、心にプレッシャーを感じてしまい、あまりうまくいきません。のびのびする方がうまくいくのです。

身体のクセが治るとっておきの方法

では体癖を正すという観点から、理想的な身体の使い方について考えてみましょう。

「柳に枝折れなし」という言葉がありますが、まず身体を柔らかく、しなやかに保つ必要があります。

私たちの身体の大部分は水でできているといわれています。

まるで「皮膚」という袋があって、そこに水がいっぱい詰まり、その中に内臓や骨が浮かんでいる感じです。つまり、押せばグラグラと揺れ、外部からの力に対して自由自在に形を変えることができるといったイメージです。

体操の選手のように、グニャグニャに柔らかければいいといっているわけではありません。

自分の中でこの水のいっぱい入った袋のようなイメージを持ち、柔軟になろうと決心するだけでいいのです。開脚が完全にできたからといって、その人がすごいわけではありません。

モダンバレエの世界でも、小さな女の子を連れたお母さんが「うちの子は足が頭の上まで簡単にあがるくらい身体が柔らかいから、バレエの才能があると思います」と、バレエ教室に連れてくるのですが、そんな子はほとんど芽が出ないそうです。身体が硬かった子でも、一歩一歩コツコツと練習を積んで、徐々に柔軟なカラダをつくり上げたバレリーナの方が感動を呼び、大きく上達するのだそうです。

要は、しなやかさや柔らかさというのは、他人と比べるものではないということです。たとえ今、**身体が硬くても、柔らかくなったとイメージしながら身体に気持ちいいことを続ければ、自然に柔らかくなってくるものです**。そして、いつの間にか頭脳も柔軟になってくるのです。

Point

身体に気持ちいい「あくび」や「のび」を大切にしよう。

Exercise 31

仕事ができる人は、なぜ、声がデカイのか？

物事の上達も人間関係も、すべては「呼吸」から

一流といわれる人は、発声がしっかりしています。先ほど丹田の話をしましたが、お腹の底から声を出しているので、声が通りやすいのです。そしてどこにいても声がデカイ。ひそひそ話からは無縁で、豪快なイメージを与えます。包み隠しのない、いいイメージを与えます。

この発声に関わる「呼吸」は、生きていくうえでとても大切なものです。なぜなら、私たちの肉体が外部と交流しているのは、「呼吸」と「食事」だからです。気功の「気」も息と密接に関係しています。「気のパワー」は、呼吸を調節することで、いくらでも出すことができます。また、正しい呼吸をすることで元気にもなれま

す。逆に、誤った呼吸をしてしまうと、病気になってしまうこともあります。それだけ**呼吸というのは、人間の身体を左右する大切なものなのです**。

物事上達のコツも、呼吸が大きく関係しています。うまくできたら「その呼吸で」あるいは「その息で」というくらいですから。

また、人間関係もまったく同じです。うまくいく相手とは「息が合う」のです。だから相手と仲良くなりたければ、呼吸を合わせればいいのです。一緒に食事をすると同じ釜の飯を食うことになり、息が合ってきます。また一緒に歌を歌ったりすることも「息が合い」仲良くなれる秘訣です。多くの方から慕われる人というのは、この息の使い方を把握しているからともいえます。

では、いい呼吸と悪い呼吸とは、どんなものなのでしょうか。

いい呼吸とは、吐く息に力がこもっていて、長くゆったりとなめらかでリズミカルな呼吸です。この呼吸のことを「リラックス呼吸」といいます。

悪い呼吸とは、浅くて短く、途切れ途切れの、吸う息中心の呼吸です。

何事もそうですが、入れよう入れようとする欲張りな人は、吸う息が中心です。食べることばかり考えて、出すこと、排泄することに意識を払いません。お金を出すことも考えず、入れることばかり考えています。人のために汗をかくことなく、不幸で不健康な一生を送るのです。

呼吸を変えれば、脳の働きが格段に上がる

みなさんにぜひ知っていただきたいのは、吐く、吸う、止めるという三つの動作に、それぞれの働きがあるということです。

吐く息は心と身体をゆるめ、リラックスさせる働きがあります。吸う息は緊張させる働きがあります。後ろから近づいて、ワッと人を驚かすと、たいていの人は息を吸って驚きます。

車を運転中、後ろからぶつけられた瞬間、ハアッーと息を思い切って吐くと、ムチ打ちをまぬがれるかもしれません（笑）。

呼吸でもう一つ、「息を止める」という動作があります。この止める呼吸は「止息」

図５　呼吸のはたらき

息を吐く（吐息）	……心と身体をゆるめ、リラックスさせる効果
息を吸う（吸息）	……緊張させる効果
息を止める（止息）	……生命力を上げ、回復力を高める効果

あるいは「保息」といい、とても重要な働きがあります。「止息」は、生命力を高める大切な働きを担っています。百獣の王ライオンは獲物をねらうとき、息を殺し、全身全霊で襲いかかりますが、そのときの呼吸が止息です。

私たちはケガをしたり、痛みを耐えたりするとき「ウーン」となりますが、このときはひとりでに息を止めています。これこそ生命力を上げ、回復力を高めているのです。

相撲取りが相手を土俵際に一気に押し出すのを「忍《お》しの呼吸」といいますが、これも生命力を高め、エネルギーを一気に爆発させるため「止息」なのです。

この「止息」を考えるとき、まず内呼吸と外呼吸ということに着目してほしいと思います。

外呼吸とは、私たちが普段行なっている外気との交流、つまり息を吸ったり、はいたりすることです。**内呼吸とは、肺の中で血液を通して酸素と二酸化炭素を交換させること**です。

自然にまかせた呼吸だけだと、この内呼吸が十分に行なわれません。つまり普段の生活では、肺の能力のほんの一部しか使われていないことになります。そこでこの息を止める呼吸というのが注目されます。深呼吸、あるいは腹式呼吸を行なうとき、吸う息と吐く息の間に「止息」を入れることをオススメします。

吸息・止息・吐息の割合は、一：四：二が理想とされていますが、最初からいきなり長く息を止めると、いきみ過ぎて血圧が上がったり、めまいを引き起こしたり、最悪の場合、脳の血管が破裂したりと、トラブルのもとになりますので、自分で苦しくない割合を見つけ、徐々に伸ばすといいでしょう。

止息は、生命力を高めるだけでなく、頭の働きもよくしてくれます。なぜなら息を止めることで十分な酸素が血液に送られ、身体の中で最も血液の消費量の多い頭脳に新鮮な酸素が、大量に供給されることになるからです。

脳の働きがよくなると内臓の働きも格段によくなり、バイタリティにあふれる自分に大変身。さらに自然治癒力が増し、恒常性維持作用（ホメオスタシス）が高まり、ますます健康になれるのです。

Point

いい呼吸は、いい人生を呼び込む。

Exercise 32

仕事ができる人は、なぜ、腹式呼吸をするのか?

元気な人の呼吸、体調の悪い人の呼吸

先ほど、一流の人は声がデカイという話をしましたが、彼らと話していると、呼吸がしっかりしているなと感じることが多々あります。丹田に力を込めてしっかりと呼吸をしている感じがするのです。

では、健康のためには、いったいどんな呼吸が理想的なのでしょうか。

それは、**深くて長く、ゆったりした、そして吐く息に力のこもったリズミカルな呼吸**です。

呼吸は私たちが普段している「自然呼吸」と、「深呼吸をしましょう」などといわれて行なう「意識呼吸」の2つに分かれます。自然呼吸だとどうしても浅く、短かくな

りがちで、ときには乱れることもあります。

嫌なことがあると、姿勢が悪くなり、うつむき加減になり、呼吸にも大きな影響を及ぼします。乱れた呼吸が逆に心配や不安を増長させ、さらに呼吸を浅くさせるという悪循環のスパイラルに陥ります。

まさに心と身体は一体です。だからこそ意識的に呼吸を整え、呼吸を正す意識呼吸を行う必要があるわけです。

腹式呼吸が病気を防ぐ

意識呼吸で昔から健康にいいとされているのは、「腹式呼吸」です。

腹式呼吸というのは、簡単にいえば、息を吸ったときに下腹を出し、息を吐いたときに下腹をへこませる呼吸法です。肩を動かさずに行ないます。横隔膜を刺激し、横隔膜の後ろにある太陽神経叢を刺激するため、自律神経を整え、全身の血行を促進するのにとても効果的なのです。

四つ足で歩く動物は腹式呼吸をしています。人間だけが立つことによって胸式呼吸になってしまいました。立つということは、手が使えるようになり、その結果、手と密接に関係している脳が発達したということです。脳の発達によって人間はいろいろなものを考え出し、文明・文化を発達させることができるようになりました。

反面、立ち姿勢による内臓下垂とうっ血、また脳の発達による考え過ぎから、動物にはないさまざまな病気を引き起こしてしまうことにもなりました。便秘のような日常的なものから、胃潰瘍《かいよう》、十二指腸潰瘍などの胃腸系の病気まで、腹式呼吸をものにしていれば防げるような病気を引き起こすことになってしまったのです。

腹式呼吸の仕方がイマイチわからないという方は、お風呂上がりなど、身体がリラックスしているときに、四つんばいになって、ゆっくりとお腹をへこませる要領で息をはき切る練習をするといいでしょう。10秒くらいかけて吐くのが理想です。

吸う息は、放っておいてもひとりでに入ってきますのでご心配なく。回数は30回も行なえば十分です。

禅の道場では坐禅の他に、「作務《さむ》」といって何か作業をさせるのも修行の一つになっています。長廊下の拭き掃除などがその修行として代表的なものです。

禅の修行の目的は、頭を空っぽにすることです。また四つんばいになることは、考

図6 腹式呼吸の練習法

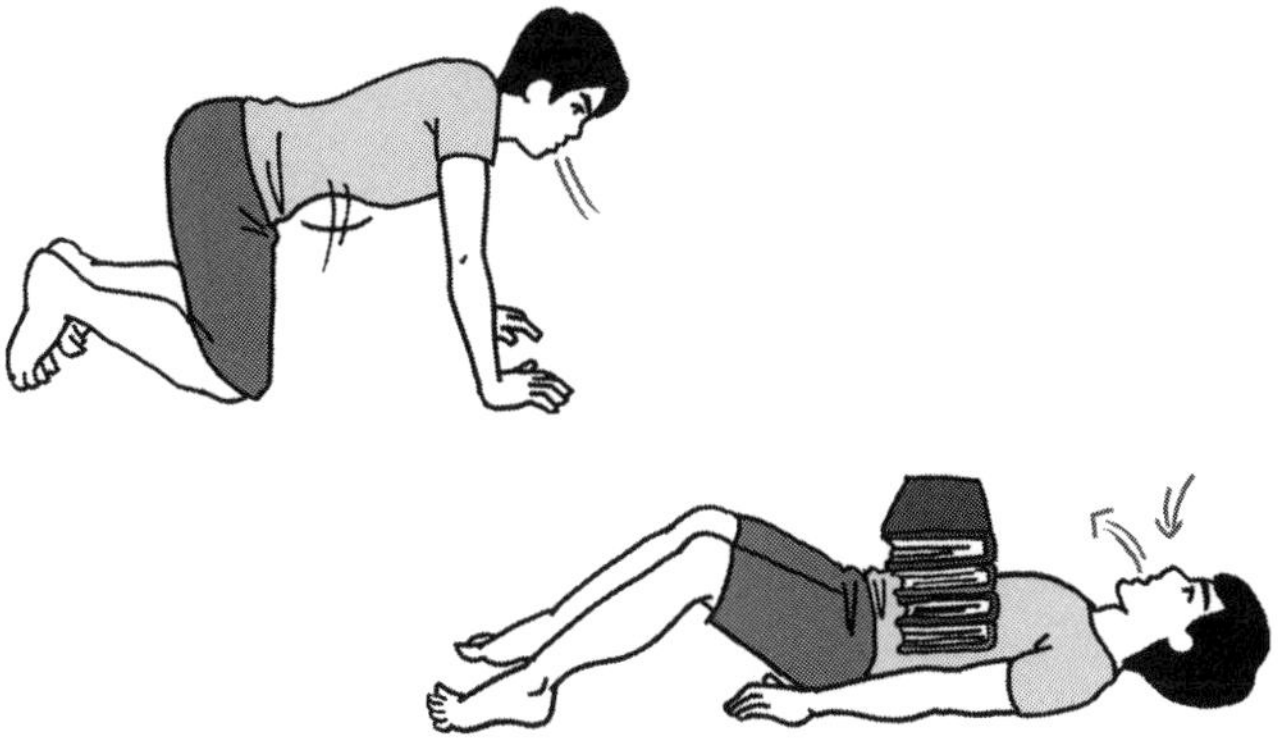

えることのない動物と同じ姿勢になること です。腹式呼吸は、頭を空っぽにする訓練としては最高のものです。

もう一つの方法としては、あお向けになり、辞書や分厚い本を二、三冊おへその上において呼吸することです。これは夜寝る前に行なうといいでしょう。

ゆっくりと息を吐きながら、こり、疲れ、ストレス、消極心、心配事などがどんどん出て行く様子をイメージします。息が入ってくるときには、活力がどんどん、新鮮な空気とともに入ってくる様子を思い浮かべながら行なうと、効果倍増です。ヨガではこの活力のことをプラーナ（生命素）と呼んでいます。武道の世界では、気と表現されています。

頭痛や車酔いなど、**気分が悪くなる原因は、ほとんどが脳の酸素不足によるものです**。そのときに、こういった腹式呼吸を行なうとすぐに解消されます。

「生きる」ということは、「息をすること」に通じています。英語でも肺活量のことを「バイタル・キャパシティー」と呼びます。生きる力を高め、バイタリティあふれる人間になるためにも、意識して呼吸することを心がけましょう。日常生活のいろいろな場面に取り入れることをオススメします。

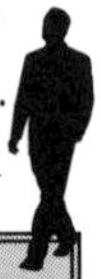

Point

気分が悪いときは、腹式呼吸で一発解消。

Life style

第4章

仕事ができる人の「ライフスタイル」

仕事ができる人は、なぜ、よく笑うのか？

笑う門には健康来たる

「笑う角には福来たる」の通り、とにかく成功者と呼ばれる人は、よく笑います。しかも「アッハッハッ」と大きな声を立てて笑います。豪快で頼もしく、雰囲気を一気に明るくします。

私は現在、「楽笑《らくしょう》ヨガ」という会を主宰しています。私が約40年やってきたヨガの考えを取り入れたオリジナルヨガで楽しく学びながら、健康になってもらうことを主眼に置いています。

不思議なのですが、このヨガを試しているうちに、最初は恥ずかしがってなかなか笑えなかった人も、何回かやっているうちに心がなごみ、笑いが止まらなくなるほど笑いころげてしまいます。

特に、持病をかかえて、毎日憂うつで心の底から笑うことを久しく忘れてしまっていた人に効果があるようです。大笑いした後は、病人とは思えないほどスッキリした顔つきになっています。

これを毎日続け、日々の生活の中でも同じような気分を持ち続けてもらうと、どんな頑固な病気でも治ってしまうのではないかとさえ思えるから不思議です。

病気になったから毎日が憂うつなのではなく、毎日が憂うつだから病気になってしまい、治らないともいえるのです。


ずいぶん前、ガン患者をモンブランに登頂させ、生きがいや目標を持たせることによって治療効果を上げている岡山県倉敷市の医師・伊丹《いたみ》先生から、こんなお話を伺いました。「ガンにかかった人がなくなるのは、ガンにかかったという事実よりも『いつ死ぬのだろう』『どんな苦しみが襲ってくるんだろう、これから先どうやって生活していけばよいのだろう』という心配や不安、恐怖、いわばガンノイローゼによるものです」とのことでした。先生は、病院にお笑い芸人を呼び、お腹の底から笑う経験をさせるといいます。すると、みるみるよくなるそうです。実際、笑った後、がん細胞をやっつけるキラー細胞が増える実験をしている医師も出てきました。豊橋市のメディカルクリニックの西田元彦氏のような方がそうです。まさに「**笑いは百薬の長**」なのです。

運を良くする最高の方法として「笑い」を取り入れてみてはいかがでしょうか。最近では、テレビでバラエティ番組も多く放送されていますし、Youtubeなどでも簡単にご覧になれます。「笑いのツボ」で検索されると、おもしろい動画が出てきますよ。それでも笑えないという方は……ぜひ私の楽笑ヨガに顔を出してみてください。

Point

笑いは百薬の長。

Life style 34

仕事ができる人は、なぜ、人間関係がスムーズなのか？

バカになれるリラックス方法を知ろう

私たちの悩みの大半は人間関係、感情のもつれからきています。その感情のもつれが執着となり、血圧を上げたり、胃に穴をあけたり、潰瘍を発生させたりするのです。最悪の場合はガンにもなりかねません。

特によくないのが**我慢**です。我慢は感情を抑えることであり、抑え込まれたエネルギーは逃げ場を失ってしまいます。

私自身、闘病体験から確信したことがあります。それは、「はけ口」を失ったエネルギーが、「病気」という形で、私たちの肉体に異常信号を送ってくれているということです。その証拠に、エネルギーのなくなった死人は、病気になりたくてもなることができません。

では、感情エネルギーのはけ口として、そのまま相手にぶつけていいのでしょうか？　もちろんそういうわけにはいきません。ではどのようにしてエネルギーを放出するといいのでしょうか。

カラオケ、ディスコ、宴会などのバカ騒ぎは一つ有効な方法です。海に行って大きな声で叫んだり、竹刀でわら人形を思いっ切り引っぱたいたりするのもいいでしょう。心理療法の一つである行動療法では、ベッドを思いっ切りテニスのラケットでたたかせたりします。ただし、わら人形にしても、ベッドにしても、憎い相手と思ってひっぱたいたりすることは逆効果になります。**人を呪うと、結局自分自身に返ってくるのです。**

私のセミナーではよく、体をこんにゃくのようにくねらせ、全身で床をころげながら、各自勝手に思いのまま、のびやあくびをしてもらい、本能のおもむくまま体をくつろがせた後、腹の底から笑ってもらいます。

するると最初はとまどいながら笑っていた人も、だんだん恥ずかしさがなくなり、腹の底から笑いころげるようになります。涙が出るほど笑いはじめることができれば、しめたものです。その後続いて行なうリラックスの深いこと、深いこと。すべての人が、「とても気持ちがよかった」と満足します。とにかく自意識をとっぱらって我を忘れることが爽快な気分を湧き起こしてくれます。

お酒を飲むこともこの自意識をとっぱらう一つの方法ですが、あまりオススメできません。ついつい飲み過ぎたり、習慣化してしまいやすいからです。そして何よりもよくないのは、他物に頼る姿勢が身についてしまうことです。酒は楽しく飲むもので、やけ酒で飲むものではありません。

このように、どんな形にせよ、**エネルギーのはけ口をつくっておくことが、人間関係でイライラしたとき、スムーズにいくきっかけになります**。自分に合った方法を試してみてください。

Point

自分に合った感情エネルギーのはけ口をつくろう。

Life style 35

仕事ができる人は、なぜ、腰が低いのか？

「おかげさま」の気持ちを持っていますか？

私はこれまで、さまざまな企業から依頼をいただき、たくさんの経営者にお会いしてきました。そこでいつも感じるのは、**一流の人ほど腰が低い**ということです。

「一歩下がって花持たせ、相手を立てれば蔵が建つ」……これは昔から伝わる豪商の名言ですが、まさにこれを体現しているのです。

では、なぜそれができるのでしょうか？

それは、**「おかげさま」の気持ちを持っているから**だと思います。

一流の商人や経営者は、人を気持ちよく働かせて大きな成果を挙げ、その結果、高い収入を手に入れています。力を合わせて物事を成し遂げることで発揮されるパワーのすごさを知っているから、周りに相談することを怠らず、協力して行ないます。

そして、お世話になったら、必ず感謝の気持ちを行動で表します。自分一人の力では限りがあることを知っているから、自然と腰が低くなるのだと思います。

夢は誰かと一緒に見てはじめて現実になる

人生には苦難の道と安楽の道がありますが、ほとんどの人が苦難の道を歩みます。なぜなら、子どもの頃から、苦難の道を歩くようしつけられているからです。

「勉強しなさい」「いい大学に入りなさい」「いい会社に就職しなさい」「手に職をつけなさい」「資格を取りなさい」「がんばりなさい」「努力しなさい」……。誰もが何度となく言われたことがあるのではないでしょうか。

個人の力を高めることに一生懸命になることは、間違いではありません。しかし、どんな職業に就くにせよ、どんな企業に就職するにせよ、一人の力はたかが知れています。自分の能力を磨き、人より抜きん出るには、並大抵の努力ではできませんし、成功できるのは、ほんの一握りです。それに、**本当の意味で一人でできる職業などなく、誰かの支え、誰かの助けがあってはじめて成り立っています。**

重い神輿《みこし》は、一人で担ごうとしても微動だにしませんが、大勢で担ぐとラクに担ぐことができます。

もっと周りに目を向けてみませんか？　多くの人から力をもらうとラクですし、苦楽を共にすることで、人生がもっと楽しくなります。

オノ・ヨーコの名言に、「ひとりで見る夢は夢でしかない。しかし誰かと見る夢は現実だ」というものがあります。まさにその通りだと思います。

あなたにとって理想の道が、どうか多くの人と成しえるものになりますように。

Point

感謝する気持ちがあれば、人は腰が低くなる。

仕事ができる人は、なぜ、きれい好きなのか？

片づけこそできる人のたしなみ

講演家としていろいろな会社にお邪魔してきましたが、自信を持っていえることがあります。それは、「**デスクの上と頭の中は比例している**」ということです。デスクの上が散らかっている人は頭の中も散らかっていますし、デスクの上が片付いている人は頭の中も整理されています。

日本が世界に誇る生産現場では、「片づけ（整理整頓）」がすべての基本です。ヨガの世界では「時は金なり」ではなく「時は命なり」といいます。お金は失ってもまた手にすることができますが、失った時間は永遠に戻ってきません。

書類がうまく整理されていないと、探すのもひと苦労です。

図7　すぐにできる片づけ法

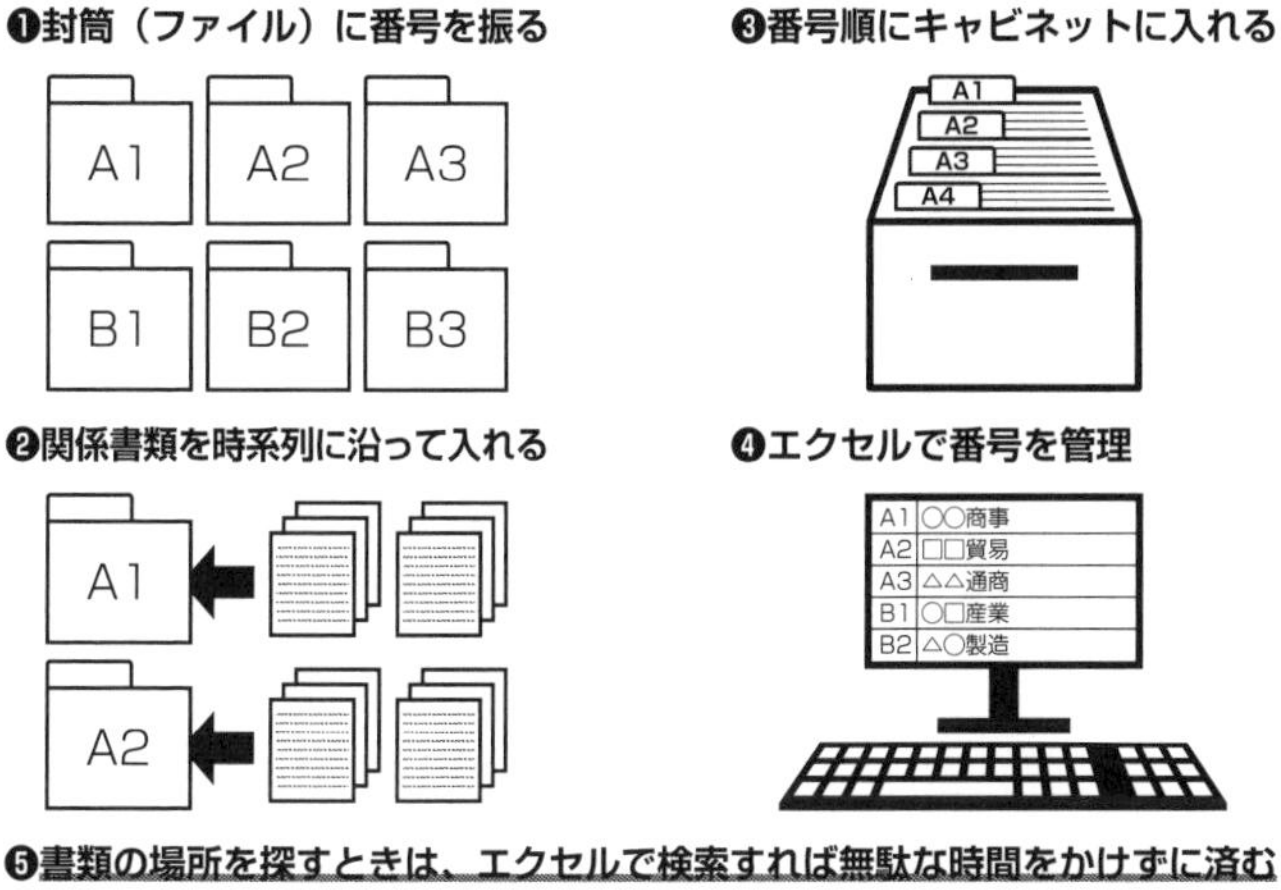
❶封筒（ファイル）に番号を振る
A1
A2
A3
B1
B2
B3
❸番号順にキャビネットに入れる
A1
A2
A3
A4
❷関係書類を時系列に沿って入れる
A1
A2
❹エクセルで番号を管理
A1 ○○商事
A2 □□貿易
A3 △△通商
B1 ○□産業
B2 △○製造
❺書類の場所を探すときは、エクセルで検索すれば無駄な時間をかけずに済む

一流の人は、ムダなことに時間を費やしません。気持ちいいくらい必要なものがサッと出てきます。かといって、これから片づけに時間をかけるのも、考えものです。

特に、書類の整理ほど時間を費やすものはありません。いろんな書類が日々増えていくため、どのように整理していいかわからない人もいるのではないでしょうか。

そこで提案したいのが、エクセルを使った整理法です。まず、業界や会社名ごとにファイル（封筒でもOK）を作り、「A1」「A2」のようにラベルを貼っていきます。このとき、会社名をアイウエオ順に並べようとか一切考えずにファイリングすることが大切です。そして、書類を受け取ったら、該当するラベルのファイルに新しいものが上になるよう、どんどん挟んでいきます。収納が終わったら、番号順に、キャビネットに収納していきます。このとき、キャビネットの上に見える部分にもラベルを貼っておくと◎です。

次に、エクセルを立ち上げ、図7のように、ラベル名と社名を記入していきます。こうすることで、書類の場所もエクセルが一発で検索してくれるのです。

必ずしも同じようなやり方をする必要はありませんが、自分なりに、がんばらなくても片づけできる方法を見つけると、日々の仕事がはかどるようになります。

ぜひ限りある時間を大切にしましょう。まして書類探しに時間を費やすのは、もう終わりにしましょう。

Point

デスクの上のきれいさと頭の中は比例している。

Life style 37

仕事ができる人は、なぜ、「なまけもの」なのか？

仕事をうまく振れる人こそ一流の人

ある軍事研究家が、「組織と人材」というテーマで、興味深い持論を展開していました。次ページにある図８のように、人材を「勤勉」「なまけもの」軸と、「有能」「無能」軸によって、４つのカテゴリーに分けたところ、リーダーに適している人は、意外にも１の「有能」で「なまけもの」の人だったそうです。決して４の「有能」で「勤勉」な者ではないのがおもしろいところです。

図8 組織で必要な人材

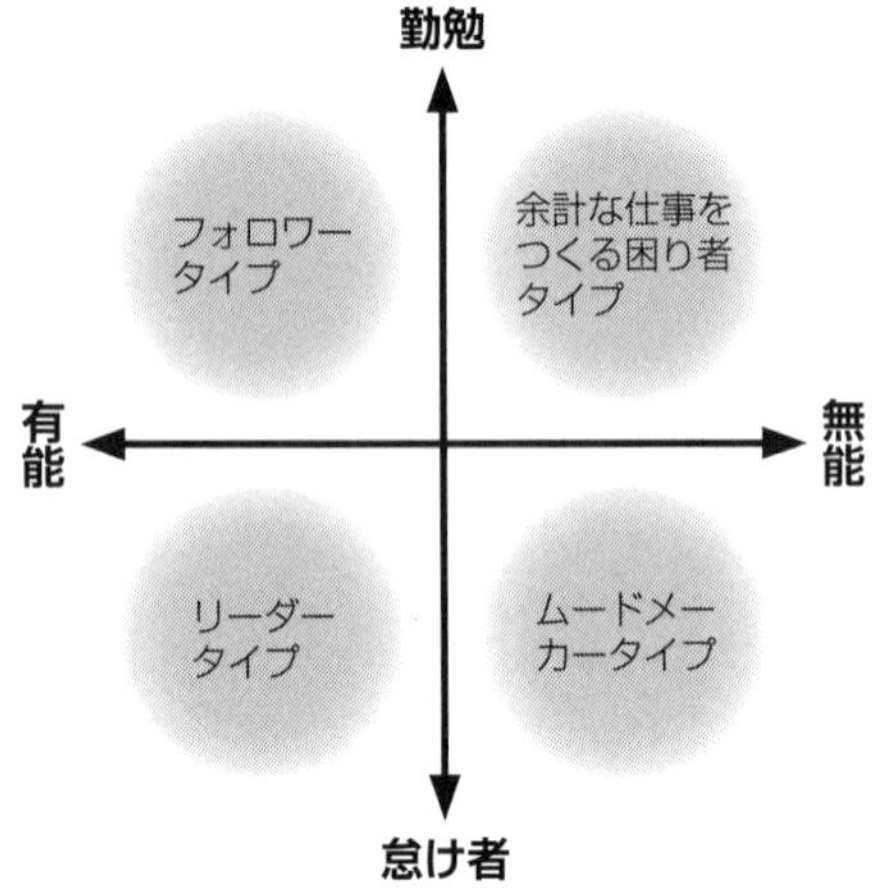

たしかにリーダーは、仕事を人に任せ、やる気にさせることに長けている必要があります。何でもかんでも自分でやってしまったら、部下が育たないばかりか、限界に突き当たり、大きな仕事はできません。

2、フォロワーとして最適なのが「有能」で「勤勉」な人です。

ここでいう「有能」とは、創意工夫できる能力を持っている人です。記憶力だけがいい人、指示されたことしかできない人は「無能」ということになります。

3、「無能」で「怠け者」は、常識で考えたら組織にとって不要な人かと思われがちですが、組織のムードをなごやかにするには、欠くべからざる人です。

『アナと雪の女王』に出てくる雪だるま・オラフのような人がいると、どうですか？　社内がなごむと思いませんか？　少々ドジをしても、ひたむきに明るく生きている彼の姿を見ると、落ち込む必要なんてないと思えてくるのです。

4、「無能」で「勤勉」な人、これが一番困りものです。なぜなら余計な仕事をつくるからです。だいたい残業ばかりしている人がこのような人です。

仕事は定時に切り上げて、プライベートはデートや自分の時間に使う。このような颯爽としたライフスタイルを送ることができるのが、一流の人です。

気力・体力・知力の衰えた若年寄のなまけものではいけません。

知力をフルに使って人を上手に使い、終業後の時間も充実させる。これが一流の人です。では、具体的にどうするのか。次のページで紹介しましょう。

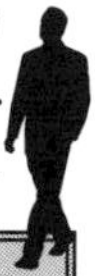

Point

仕事はほどよく人に頼んで、仕事以外の時間を大切にしよう

仕事ができる人は、なぜ、時間の使い方が上手なのか？

できる人ほど、すべてやろうとしない

やることがいっぱいあるのに、一向にはかどらない。気持ちだけが焦って効率が上がらない。そのうちイライラしてきて人に当たる。そんな自分が嫌になる……。みなさんはこんな経験をくり返していませんか？

そんなときこそ、やってみてほしいことがあります。

それは、**紙に書き出すこと**です。

「既にやっているよ」という方も多いかもしれませんが、ここで改めて確認してほしいと思います。

人は基本的に、一度に一つのことしか処理できません。いろんなことが押し寄せて

くると、キャパシティを超えてしまい、パソコンのようにフリーズしてしまうのです。

パソコンの場合、メインメモリーがパンクの状態を解消するために、一度に一つのプログラムだけ立ち上げる、もしくは、立ち上げるプログラムの量を減らすと思います。さらに外部ハードディスクをつけて、大きなデータを吐き出すなど工夫をすると思います。あなたも頭の中からたくさんのデータを追い出しましょう。その日やるべきことを「To do list」として紙に書き出すのです。

大切なのは、パソコンではなく「紙」に書くこと。ポストイットや小さなメモではいけません。不要になった裏紙でもいいので、必ずＡ４サイズの紙に書くことが大事です。

そして、次のような順番で進めていきます。

1、やるべきことを箇条書きにする
2、緊急性、重要性を考慮し、取り掛かる順番を決め、順に番号を振る
3、終わったら線を引いて消していく。消しゴムは決して使わない
4、できなかったものは翌日にくり越す

これを朝の仕事はじめに行なうのです。よく眠りたいという人は、前の晩にやってみてください。やるべきことをアウトプットして頭の中を空っぽにすることで、ぐっすり眠ることができるようになります。また、この作業を習慣化することで、頭の中がスッキリするうえに、終わった仕事に線を引いて消すことで達成感も味わえます。気がつけば、効率よく仕事を進める人に変身しています。

ここで大事なのは、書き出すこともそうですが、「**今日のうちにすべてをやってしまおうという考えを捨てる**」ということです。「今日できることは、今日のうちにやってしまおう」と気負う必要なんて、まったくないのです。むしろ「明日できることは、今日やるな」といってもよく、これだけでも気分がとても楽になります。

すべてをこなそうとする完璧主義は、あなた自身を消耗させます。

あなた自身で自分をすり減らさないためにも、まずは頭の中をクリアにすることを見直してみましょう。

Point

頭の中をクリアにすると、やるべきこともクリアになる。

仕事ができる人は、なぜ、紙に感情を書き出すのか？

嫌なことはその日のうちに紙に書き出す！

先ほど、エネルギーをうまく発散させようという話をしましたが、一流の人ほど、気づいた点や改善点、うまくいかなかったことなどを手帳に書き溜めています。

実はこの**「書く」という動作は、私たちの心に大きな影響を与えます**。

私はセミナーでよく、「心にたまった嫌なこと」を紙に書き出してもらっています。これは誰にもできる方法で即効性があり、日常の感情の処理を行なうという点において効果的だと感じているからです。

日記に書くという手もあると思いますが、日記だと、どうしても家族の誰かに見られるのではないかという不安がありますし、感情をありのままストレートにぶちまけ

図9　今日の出来事

2015.3.30

今日の出来事	そのときの気分・感情
今日上司からきつく叱られた。	冗談じゃない。
「お前何年この会社にいるんだ。	あんたの方がいい加減なくせに。
やる気がないならとっとと辞めろ！」	部下にうまく指示できないくせに、
と言われた。	人のことを言うな！このバカ！

ることが難しいものです。ですからこの方法では日記という形をとらずに、一枚の紙に感情のままを書き出すという方法をとります。

毎日習慣化するに越したことはありませんが、感情のもつれや激しい心の葛藤があったときだけでも行なうといいでしょう。

やり方を説明しましょう。

まず、A４の紙を一枚用意します。そして図９のように、紙を横長になるように置きます。向かって左側に今日あった出来事、特に、どうしても感情の処理をしておきたい出来事を書きます。

たとえば、「今日上司からきつく叱られ

た。お前この会社に何年いるんだ、とどなられた。とっととやめちまえ！　といわれた」という具合に事実を書き出すのです。

　そして今度は、その右半分に自分の思いをありのまま書きます。特にカッときたけれど我慢をしたこと、自分の心の奥底に押し込めた感情などを思いのまま書きなぐるのです。

「冗談じゃない。あんたの方がいい加減なくせに。部下にうまく指示できないくせに、人のことをいうな！　このバカ！」

　こんな風に、感情を込めてどんどん書き出すのです。

　しかしここで終わってしまっては大変です。一時的にはスカッとしますが「人を呪わば穴二つ」のたとえどおり、やがてそういった悪感情が自分にもはね返ってくることになります。

　そこでどうするかというと、この紙を誰も見ていないところで燃やすのです。「ああこれで、私の中のモヤモヤやイライラ、憎しみやうらみなどのマイナス感情が完全に消え去っていく」とイメージしながら焼いてしまいます。ベランダのある方は夜、ベランダで行なうといいでしょう。そして終わってから夜空の星をながめ「ああ、気持ちがいいな!」と自分にいい聞かせ、この儀式を終了します。

もし何年かあるいは何十年か前に感情のもつれなどの葛藤があったら、その出来事を回想して行なうことも大切です。

私たちは、今はもう忘れたかのように思っていることでも、過去に大きな感情のもつれがある場合、心のどこかに残っているものです。何かの拍子で、再刺激されたときに、一気にそのとき閉じ込めた感情が爆発することがあるのです。

過去のトラウマが突然爆発することがある

何かの本で読んだことがあるのですが、ある中年の男性Aさんが奥さんから買物を頼まれました。会社の帰りがけに買って帰り、奥さんに品物を渡しました。ところが奥さんが何気なく、「あなた、おつりは?」といわれたことに無精に腹が立ち、そのことが原因で離婚沙汰にまでなったそうです。

家庭裁判所に持ち込まれ、さあどうするかということになったのですが、幸いそこに心理カウンセラーがいて、Aさんの心を分析しました。すると、過去のある事件が浮かび上がってきたといいます。それはAさんが小学校三年生のとき、父親からおつかいを頼まれたときのことでした。おつかいを済ませた後、父親におつりを渡すのをうっかり忘れてしまったのです。

ところが父親は、Aさんが盗んだのだろうと決めつけ、怒ったといいます。どんなにいい訳しても認めてもらえず、そのことがずっと心のしこりになっていたのです。

ずっと忘れていたことが、今回奥さんから「あなた、おつりは？」といわれたことで、その閉じ込めていた感情が再びよみがえり、爆発したというわけです。

心の奥底にしまい込まれた感情は、こんな風に大きな影響を及ぼすことがあります。この隠された感情エネルギーを処理するためにも、紙に書くことをオススメします。過去にさかのぼり、特に感情がこじれてしまったと思う現象をふり返ります。そしてそのときの感情をぶちまけ、その紙を燃やしながら、イメージの力でそれらの悪感情が消えていく様子を思い描くといいでしょう。

この方法はとても効果的で、本当に不思議な結果をもたらします。

よく、愚痴や不満を誰かに話せばおさまるといいます。しかし、聞かされる方はたまったものではありません。やはり**自分のことは自分で処理するのが賢明なやり方**ではないでしょうか。

Point

モヤモヤする嫌な感情を紙に書き出し、燃やしてスッキリしよう

仕事ができる人は、なぜ、寝る前に暗示をかけるのか？

「自己暗示」こそ願いを叶える最強の方法

一流の人には早起きの人が多いと思いますが、同時に、「夜寝る前の時間」も大切にしていることにお気づきでしょうか。

特に経営者の多くは、寝る前にその日の反省をしたり、日記をつけたり、翌日のイメージトレーニングをして寝る人が少なくありません。

ではなぜわざわざ寝る前にそんなことをやるのでしょうか。

夜寝る前の時間というのは、「人生のゴールデンアワー」というくらい、とても効果的な時間帯です。

ウトウトしているときは、意識が働いていません。とはいえ、意識が完全に眠っているわけではありませんので、暗示の言葉を理解し、受け入れることができます。

「偉人は母によってつくられる」といわれます。世の中に多大な貢献をした偉人たちは、子どもの頃、眠る前に、子守歌とともにいい暗示を入れ続けられた人たちでもあります。暗示の効果はこれほど威力があり、その人の人格形成に影響を及ぼします。


アメリカの大学でこんなことが実際にありました。６人の男子学生が、どう見ても美人と思えない女性を美人に仕立てようという計画を立てたのです。もちろん、その６人のメンバー以外の人は、彼らがそんな計画を立てていることを知りません。

彼らはごくごく普通の女性を、順にデートに誘います。

ある人はカフェに、ある人は映画に、そしてある人は食事に誘って彼女と共に時を過ごし、心からほめるわけです。

「君って本当に魅力的だね」

「君みたいな素敵な人はいないよ」

「僕は君と食事ができて幸せだ」と。これを、入れかわり立ちかわり行なったのです。

するとどうでしょう。驚いたことに、その彼女が半年後の美人コンテストで一位に選ばれたというのです。

このくらい暗示の力はすごいのです。他人の暗示によって「自分はきれい」と潜在意識が受け取ったとき、本当にみるみるきれいになったのです。

こんな暗示を自分自身でかけられたらどんなにすばらしいでしょう。

そう思いませんか？

それが楽々とできるのが寝際の一時と目覚めの一瞬なのです。潜在意識を味方にする最もいい方法がこの寝際と目覚めの暗示法です。

願いを唱えれば、信じる気持ちが強くなる

ある経営者は自分の夢の実現に、潜在意識をフルに使ったのですが、その方法は誰でもできる簡単なものでした。

寝室の天井に自分の夢や願望を貼っておきます。夜眠る前には誰でも必ずあお向けになります。ウトウトしてきたときに、いやが応でも天井に貼ってある夢や願望が目に入るのですから、いい暗示しか潜在意識にインプットされないわけです。

「くる病」というハンディキャップを背負いながら世界的な哲学者になったカントは、ベッドに入る前に、ベッドわきの壁に貼ってある一枚の紙で自分の潜在意識の浄化を行なったといいます。それにはこのように書かれていたそうです。

「ハイ！　これで今日の心配事終わり！」

寝床に入る前、眠たくて今にももう眠りにスーッと陥りそうになったとき、鏡に向かって一言暗示をかけてみてください。もちろん「真剣に」です。「私はますます若返る！」と。

そして横になったら、つらいことをいったん横に置き、楽しかったこと、自分の夢が叶ったときのことなどを連想しながら眠るのです。

このことを知らないで、夜寝る前にどれだけ多くの人が、心配や不安感などを抱きながら眠ってしまっていることでしょう。そして人生を台なしにしているのです。

唱えることによって、自分の信念がますます強化されます。

眠る前に、最低十回は願いを唱えてください。口に出して十回唱えると「叶う」という字が示すように、願いが叶うのです。強化された信念、すなわち絶対積極心こそ、いい心の質なのです。

Point

寝る前に、なりたい自分を口に出して十回唱えよう

Life style 41

仕事ができる人は、なぜ、愚痴らないのか？

愚痴は人を腐らせる

言葉は言霊《ことだま》と呼ばれています。洋の東西を問わず、言葉の中に神や霊などの、目に見えない不思議な力が宿るとされています。

私はこれまで講演活動やカウンセリングを通して30万人以上の方に向き合ってきましたが、一流の人とそうでない人の違いは「ある点」にあると思っています。それは、「愚痴をいわない」ということ。どんなに嫌なことがあっても、「愚痴」という形ではなく別の形で発散し、明日の活力にしています。そんな人が、いい結果を引き寄せているように思います。

テレビやネットニュースなどのメディアでとりあげられる殺人や戦争などの情報も、すべて言葉一つからはじまっています。

学生時代、尊敬する先生のたった一言で発奮し、後世に名を残した人もいれば、仲間に馬鹿にされるようになって不登校を起こした子どももおり、言葉の重みが一生の明暗を分けてしまう例は、枚挙にいとまがありません。

もっと怖いのは、毎日何気なく口にするマイナスの言葉が、自分自身を損ねてしまうことです。

「悲しいから泣くのではなく、泣くから悲しいのだ」という心理学の有名な言葉があります。しんどいから疲れるのではなく、「あ～しんどい」と口にするから疲れるのです。「疲れた」「しんどい」「もうだめだ」「できない」「無理だ」「嫌になる」……これらの言葉を一つひとつ感情を込めて口に出すと、気分が滅入ってくるはずです。

毎日ことあるごとにこういった否定語を口に出していたら、気分まで否定的になってしまうでしょう。**否定語が潜在意識を汚してしまうのです。**潜在意識を汚してしまったらもう大変です。運命が転がるように下りはじめることになります。

潜在意識というのは、「潜在」という字が示すように、私たちの心の奥底に潜んで存在しているものです。

同窓会などで久しぶりに同級生に会った途端、一瞬にして当時のことを思い出したり、当時の流行曲を懐かしがったりするのも、自分が見たり聞いたり体験したことをすべて潜在意識が受け取り、蓄積しているからです。

ここであえて、「すべて」と表現したのは、意味があります。というのは、私たちは、五官（目・耳・鼻・舌・皮膚）を通して自分が思っている以上のことを取り入れ、潜在意識に取り込んでいるという事実です。

たとえばカメラで何かを写すときのことを考えてみてください。ファインダーから、今から写したい対象物をのぞきます。しかしプリントしたら、背景をはじめ、対象物以外のものも、カメラは捕らえています。

私たちはただ、入れた情報を取り出す方法を知らないだけです。

よく臨死体験した人は、一瞬にしてすべての過去の情景を思い出すといいます。つまり潜在意識は一時の休みもなく、すべての情報を刻々とインプットし続けているのです。

ただでさえマイナス情報の多い環境の中で、自分の言葉を消極的なものにし、自分の気分や感情をスポイルすることは、自殺行為もはなはだしいといえるでしょう。せめて自分の発する言葉くらいは自分のものですから、うまくコントロールするのが人間としての責務ではないでしょうか。

仏教の経典にあるように、「錆《さび》は鉄より出でて鉄を腐らせ、愚痴は人より出でて人を腐らす」のです。

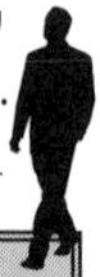

Point

言葉は言霊。発する言葉で人生は変えられる。

おわりに

敬愛するアップルの創業者・故スティーブ・ジョブズのスタンフォード大における名スピーチの一節を紹介します。

「17歳のときに私はこんな言葉に出会った。『今日が最後の日だと思って生きよ。なぜなら必ずその日がくるから』

強烈なショックを受け、その日から毎朝、鏡の中の自分に向かって『今、やっていることは、本当に自分のやりたいことだろうか？』と問い、違っているようなら、直ちに出直した。人生の重大な決断は、そのほとんどが、外部からの期待、自分のプライド、屈辱や挫折による恐怖によってなされており、人生の最後を意識することで、こういったものが消えてなくなり、真に重要なことだけが残る」と。

奇しくも、私自身、人生の早い時期に、どん底に陥り、沖ヨガ道場で25日間の断食体験することにより、強烈に死を意識することになりました。しかしそのことが大きな財産となりました。

道場から帰ってまもなく「これで死んでしまったら、私の人生は何の価値もない。これではいけない。本当にやりたいことは何だろう?」と時間をかけて自分に問い、一冊の手帳に書き出しました。そしてこの手帳をいつも持ち歩き、眺めていたら、あれだけ生きる屍《しかばね》同然だった私が、みるみる元気を取り戻したのです。

冒頭にも書いた納期の問題も、最初はストレスを感じていましたが、「これだけ納期に問題があるのは、会社全体の仕組みに問題がある。それを解明し、一気に解決する方法はないか?』とレポートにまとめ、全社の能率大会に応募したら、何と社長の前で発表することになりました。つまり、『こんなことをしたら笑われる』とか『そんなに目立っていいのか』などという他人の目というのは、どうでもよくなったのです。大事なことは、納期問題で会社の信用を大きく失墜している事実。このことを経営者にぜひ知らしめたい! というただ一点でした。その後、納期問題を解決する大きなプロジェクトが動き出し、その東京地区のプロジェクトの、要のメンバーとして指名されたことは自然のなりゆきでした。

また、海外事業部に転任になったときも、業務改善の必要性が大いに見えてきました。月100件以上の提案を行ない、最多記録を打ち立てました。陰口をたたく人もいましたが、全然気になりません。なにしろこちらは、死を身近に意識して生きていますから、まさに真剣勝負です。


人生はこんなにも劇的に変わるのです。

ただし真剣といっても、深刻になってはいけません。

そこであなたに、とっておきの成功者の5条件をお伝えしたいと思います。


1明るく、2元気、3遊び好き、4欲が深くて、5いい加減。


これから先、プレッシャーに押しつぶされそうになったとき、どうかこれを思い出してください。そしてやりたいことを思いっきりやってほしいと思います。

その先にきっと、若返ったあなたがいるはずです。

人生は、たった一回しかないのですから。

最後になりましたが、この本を出版するにあたり、総合法令出版株式会社編集部の大島永理乃さんからみずみずしい感性にあふれたアドバイスをたくさんいただきました。心より感謝します。

そしてどん底の中で、辛苦を共にしてくれた妻・よし子にも心から謝意を捧げたいと思います。

また、私の人生の三人の偉大な師・沖ヨガの創始者・沖正弘師、天風会の創設者・中村天風師、生長の家の初代総裁・谷口雅春師にも、改めて敬意を表し、感謝の意を捧げます。

その他にも実に多くの方々から学ばせていただきました。そのご恩に報いるためにも、今後も活動の輪を広げていきたいと思います。

ソフィアビジョン研究所　代表　見山　敏

見山 敏　Satoshi Miyama

ソフィアビジョン研究所代表。

1949年、愛媛県出身。大学卒業後、OMRONに入社。「いい人」になろうとするあまり、ボロボロになるまで働く毎日を送り、ストレスから重度の自律神経失調症に。

何百種類もの薬を服用するも、副作用もあり、悪化の一途を辿る。そのうち食べ物が喉を通らなくなり、会社にも行けない状態に陥る。

そんな中、ヨガの世界的権威である沖正弘師に出会い、人間は薬や病院に頼らなくても自らの力で甦ることができると確信。

断食をはじめとする様々なトレーニングを通じて、心身ともに健康になり、薬や病院に頼らない生活を送れるようになる。

その後、独立。ヨガの自然哲学に基づいた独自の生命哲学「Sinkui幸福学」を生み出す。

現在は、そのエッセンスを多くの人に伝えるべく、全国で講演会を行なっている。

これまでの累計講演回数は1500回以上。動員数はのべ30万人以上。

現在、埼玉県の坂戸商工会でご縁をいただいた3人の経営者と、LLP（有限責任事業組合）自然の力を設立。

「自然の恵みで豊かな暮らしを」を経営理念に、また、経営目標に「自然や環境に優しい商品の普及を通じて、まちとむらをつなぐ
里山資本主義を実現し、一生健康、生涯現役、地域ファミリー社会をつくる」を掲げ、精力的に活動を行なっている。

一例として、女子栄養大学とともに、奇跡の健康野菜ヤーコンの坂戸ブランド化、農業の6次産業化を目指している。

また「楽笑ヨガ」を主宰し、心と身体、食、さまざまな角度からアドバイスできる存在としても活躍している。


著書に、『魔法の原石～仕事と人生が輝きだす物語～』『願いをかなえるシンクロニシティを起こす方法』『一生愛したくなる女性の条件』（すべて総合法令出版）などがある。

◆見山敏のソフィアビジョン研究所・ホームページ
http://www.sophiavision.jp/

◆メール
kanarazuyumekanau@gmail.com

◆無料メールマガジン配信中！
ご希望の方は、ホームページからお申し込みください。
http://www.sophiavision.jp/

メルマガ①「見山敏のわくわく成功講座」（週刊）
メルマガ②「運を良くする魔法の言葉」（日刊）※平日のみ

視覚障害その他の理由で活字のままでこの本を利用出来ない人のために、営利を目的とする場合を除き「録音図書」「点字図書」「拡大図書」等の製作をすることを認めます。その際は著作権者、または、出版社までご連絡ください。

仕事ができる人は、なぜ、10歳若く見えるのか？

2015年 4 月 4 日　初版発行

著　者　見山 敏
発行者　野村直克
発行所　総合法令出版株式会社
〒103-0001 東京都中央区日本橋小伝馬町 15-18
常和小伝馬町ビル 9 階
電話 03-5623-5121（代）

印刷・製本　中央精版印刷株式会社

落丁・乱丁本はお取替えいたします。

ISBN 978-4-86280-441-9

総合法令出版ホームページ　http://www.horei.com/